FANGJIXUE
JIYI
SHOUCE

方剂学记忆手册

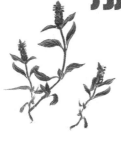

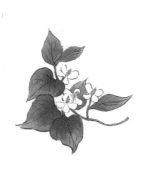

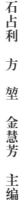

石占利　方　堃　金慧芳　主编

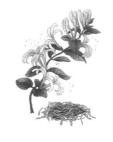

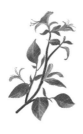

U0226580

河南科学技术出版社

· 郑 州 ·

内容提要

本书以现行全国高等中医药院校规划教材（第十版）《方剂学》（新世纪第四版）为蓝本进行了精心编写，全书涉及方剂 400 余首，涵盖了章节前言、方剂组成、功效、方歌、趣味记忆、方剂特点、注意事项、类方比较等内容。本书的主要特点在于对教材的主要内容以歌诀和趣味记忆形式进行归纳，利于学生在短时间内熟练掌握，且可以利用本书进行复习回顾。本书适合于中医学专业或中医相关专业学生在校学习、备考之用；也可以作为实习医师、住院医师、医师相关执业或职称考试的复习参考用书。

图书在版编目（CIP）数据

《方剂学》记忆手册 / 石占利，方堃，金慧芳主编. —郑州：河南科学技术出版社，2022.5
　　ISBN 978-7-5725-0782-3

　　Ⅰ.①方… Ⅱ.①石… ②方… ③金… Ⅲ.①方剂学 - 教材 Ⅳ.① R289

中国版本图书馆 CIP 数据核字（2022）第 053524 号

出版发行：河南科学技术出版社
　　　　　　地址：郑州市郑东新区祥盛街27号　邮编：450016
　　　　　　电话：（0371）65788613　65788629
　　　　　　网址：www.hnstp.cn
责任编辑：邓　为　程　凯
责任校对：董静云
封面设计：中文天地
责任印制：朱　飞
印　　刷：郑州市毛庄印刷有限公司
经　　销：全国新华书店
开　　本：850 mm×1168 mm　1/32　**印张：**11　**字数：**210千字
版　　次：2022年5月第1版　　2022年5月第1次印刷
定　　价：45.00元

如发现印、装质量问题，影响阅读，请与出版社联系并调换。

本书编写人员名单

主　编　石占利　方　堃　金慧芳

副主编　连俊兰　张治国

编　委（以姓氏笔画为序）

　　　　王艳鹏（浙江省中西医结合医院）

　　　　方　堃（浙江省中西医结合医院）

　　　　石占利（浙江省中西医结合医院）

　　　　刘　镇（深圳市宝安中医院）

　　　　连俊兰（浙江省中西医结合医院）

　　　　吴姝雯（浙江省中西医结合医院）

　　　　黄燕贞（杭州市下城区中医院）

　　　　张治国（中国中医科学院）

　　　　金慧芳（浙江省中西医结合医院）

序　言

　　方剂学是学习中医必修的基础课程，掌握方药组成、组方原理及配伍特点等，对于医者临证时灵活运用大有裨益，但如何快速记忆并理解上述内容，是每个中医初学者面临的难题。

　　本书以现行全国高等中医药院校规划教材（第十版）《方剂学》（新世纪第四版）为蓝本进行了精心编写，全书涉及方剂400余首，涵盖了章节前言、方剂组成、功效、方歌、趣味记忆、方剂特点、注意事项，以及类方比较等内容。全书编写顺序与教材章节顺序保持一致，方便学生同步学习。

　　本书的主要特点在于对教材的主要内容以歌诀和趣味记忆形式进行归纳，利于学生在短时间内熟练掌握，且可以利用本书进行复习回顾。章节前言部分，本书述之以歌诀，朗朗上口，简洁易记；方剂组成部分，本书按照君臣佐使的顺序，分别以上标形式进行标注，并将一些容易忽略的药物列入组方之中，如二陈汤中的生姜和乌梅、三仁汤中的甘澜水，如此既强化了记忆，又避免了疏漏；方歌部分，本书囊括了蓝本教材中的主方和附方，且多选择《汤头歌诀》《长沙方歌括》等经典著作，并对其中一些词

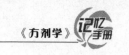

句做了适当修改以求"押韵",便于记忆;趣味记忆部分,本书以趣味性且易记性为原则,突出原创性,趣味口诀之首多隐含方剂名称,如丁香柿蒂汤的"丁香似的人生",避免了常见趣味记忆容易造成记忆混乱的弊端,且对于复杂的趣味口诀,做了简要的解释,更加利于学生深刻理解;方剂特点部分,本书依据蓝本教材,通过查阅相关资料,对教材原有论述进行了简要完善,利于学生全面领悟;注意事项部分,本书突出适应证,同时简明举出方剂应用的禁忌证和一些特殊用法,增加了临证应用的实用性;类方比较部分,依据新近教学大纲,本书对常用类似方剂从配伍、功效、适应证和辨证要点等角度做进一步对比阐述,条理清晰,便于学生深刻理解并记忆;最后,我们对考点中常见的单药配伍意义、体现中医经典理论的方剂、常用方剂药物用量比例、引经报使药歌及引经药作用等进行了荟萃归纳,有助于学生快速掌握。

本书适合中医学专业或中医相关专业学生在校学习、备考之用;也可以作为实习医师、住院医师、医师相关执业或职称考试的复习参考用书。

本书编委多具有硕士或博士学位,从事临床教学多年,编写过程中得到了诸位编委的大力支持。此外,中国中医科学院硕士研究生程引参与了本书编写,在此一并表示谢意。由于水平有限,书中可能有疏漏舛误之处,诚望读者批评指正。

编　者

2020年10月

目 录
Contents

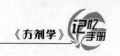

第一章　解表剂

概要口诀

外感六淫分寒热，法分辛温和辛凉；

兼见气血阴阳亏，补益之品辅助帮；

解表药物性轻扬，入汤不宜久煎尝；

温服加衣避风寒，遍身微汗效果良；

禁食生冷和油腻，切莫过汗将阴伤；

外邪入侵分表里，表证才可选诸方。

第一节　辛温解表剂

麻黄汤《伤寒论》

【组成】麻黄^君，桂枝^臣，杏仁^佐，甘草_炙^使。

【功效】发汗解表，宣肺平喘。

【方歌】麻黄汤中臣桂枝，杏仁甘草四般施；发汗解表宣肺气，伤寒表实无汗宜。

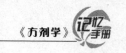

趣味记忆 麻子炒杏仁。

解释： 麻（黄）（桂）枝 （甘）草 杏仁。

方剂特点 麻桂相须，开腠畅营，发汗解表之功益彰；麻杏相使，宣降相宜，宣肺平喘之效甚著。

【注意事项】本方为治疗外感风寒表实证之代表方。"疮家""淋家""衄家""亡血家"，以及外感表虚自汗、血虚而脉兼"尺中迟"、误下而见"身重心悸"等，均忌用；本方发汗力强，汗出过多必伤人正气，故不可过服。

【附方】

三拗汤 《太平惠民和剂局方》

【组成】麻黄，杏仁，甘草。

【功效】宣肺解表。

【方歌】三拗汤用麻杏草，宣肺解表效果好。

趣味记忆 山坳草杏黄。

解释： 三拗（汤）（甘）草 杏（仁）（麻）黄。

华盖散 《博济方》

【组成】麻黄，紫苏子炒，杏仁，陈皮，桑白皮，赤茯苓，甘草。

【功效】宣肺解表，祛痰止咳。

【方歌】华盖麻黄紫苏杏，桑皮陈草赤茯苓；风寒袭肺咳痰喘，散寒祛痰令喘平。

趣味记忆 华盖骂曹叔令人沮丧。

解释：华盖（散）　麻（黄）（甘）草　苏（子）（赤茯）苓　（杏）仁　橘（皮）桑（白皮）。

大青龙汤《伤寒论》

【组成】麻黄^君，桂枝^臣，石膏^臣，杏仁^佐，生姜^佐，大枣^佐，甘草^{炙佐使}。

【功效】发汗解表，兼清里热。

【方歌】大青龙汤桂麻黄，杏草石膏姜枣藏；太阳无汗兼烦躁，表寒里热此方良。

趣味记忆 大清早吵僵，骂杏仁搞鬼。

解释：大青（龙汤）（大）枣　（甘）草　（生）姜，麻（黄）杏仁　（石）膏　桂（枝）。"杏仁"可联想为人名。

方剂特点 寒热并用，表里同治；取麻黄汤且倍麻黄，重在辛温发汗；发中寓补，令汗出有源，祛邪而不伤正。

【注意事项】本方为治疗外感风寒，内有郁热证之常用方。本方发汗力居解表诸方之冠，注意药后"取微似汗"，谨防过汗伤阴；表虚者不宜使用。

桂枝汤《伤寒论》

【组成】桂枝^君，芍药^臣，生姜^佐，大枣^佐，甘草^{炙佐使}。

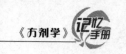

【功效】解肌发表，调和营卫。

【方歌】桂枝汤方桂芍草，佐以生姜和大枣；啜粥温服取微汗，调和营卫解肌表。

趣味记忆 桂枝敢找少将。

解释：桂枝（汤）甘（草）（大）枣 芍（药）（生）姜。"桂枝"可联想为人名。

方剂特点 辛散与酸收相配，散中有收，祛邪而不伤正，养阴而不留邪；辛甘化阳以实卫，酸甘化阴以益营，阴阳并调。

【注意事项】本方为治疗风寒表虚证之代表方。服用时注意"适寒温""服已须臾，啜热稀粥一升余，以助药力；温覆令一时许，遍身微似有汗者"为佳；服药期间禁食生冷、黏腻、酒肉、臭恶等物。凡外感风寒表实无汗、表寒里热、瘟病初起或中焦湿热者，均不宜使用。

【附方】

桂枝加厚朴杏子汤《伤寒论》

【组成】桂枝，芍药，生姜，甘草炙，大枣，厚朴，杏仁。

【功效】解肌发表，降气平喘。

【方歌】桂枝厚朴杏子汤，芍药甘草大枣姜；宿喘又感风寒证，解肌平喘把忙帮。

趣味记忆 略。

桂枝加葛根汤《伤寒论》

【组成】桂枝，芍药，生姜，甘草炙，大枣，葛根。

【功效】解肌发表,生津舒筋。

【方歌】桂加葛根走经输,项背几几反汗濡;解肌祛风滋经脉,用治柔痉理不殊。

趣味记忆 略。

桂枝加桂汤《伤寒论》

【组成】桂枝,芍药,生姜,甘草炙,大枣。

【功效】温通心阳,平冲降逆。

【方歌】仲景桂枝加桂汤,平冲降逆温心阳;气从脐逆奔豚证,加桂二两效果良。

趣味记忆 桂枝汤 + 桂枝二两。

桂枝加芍药汤《伤寒论》

【组成】桂枝,芍药,生姜,甘草炙,大枣。

【功效】调和营卫,温脾和中,缓急止痛。

【方歌】桂枝加芍腹痛诊,病邪已然犯太阴;胃肠病疾久不已,脉沉弦缓是指针。

趣味记忆 桂枝汤 + 芍药三两。

九味羌活汤《此事难知》

【组成】羌活君,防风臣,苍术臣,细辛佐,香白芷佐,川芎佐,黄芩佐,生地佐,甘草使。

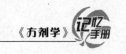

【功效】发汗祛湿，兼清里热。

【方歌】九味羌活用防风，细辛苍芷与川芎；黄芩生地同甘草，分经论治宜变通。

趣味记忆 就为抢活，兄弟辛勤摆置老厂房。

解释：九味羌活（汤），（川）芎 （生）地 （细）辛 （黄）芩 白芷 （国）老 苍（术） 防（风）。"国老"即为甘草。可以联想为：为了抢活赚钱，兄弟辛勤地收拾老厂房。

方剂特点 辛温升散（主）与寒凉清热（辅）合法；分经论治。

【注意事项】本方为治疗外感风寒湿邪兼里热证之常用方。临证应用该方剂时，尚需据病情轻重，辅以羹粥服用。如寒邪较重，忌冷服，宜热饮，药后还须啜粥以助药力，药后当取微汗；若邪不甚，表证较轻者，则不必啜粥，温服即可。本方辛温燥烈，有伤阴劫液之弊，故风热表证及阴虚内热者均不宜使用；凡虚人、小儿、产妇出现外感多汗者，均慎用。

【附方】

大羌活汤《此事难知》

【组成】羌活，防风，苍术，细辛，川芎，黄芩，地黄，甘草炙，独活，防己，知母，黄连，白术。

【功效】发散风寒，祛湿清热。

【方歌】九味羌活去白芷，再加独活防己知；还把黄连白术入，大羌活汤散热湿。

趣味记忆 打抢独活黄脸猪，九位知己去拜之。

解释：大羌（活汤）　独活　黄连（白）术，九味（羌活汤）知（母）（防）己（减）去白芷。

香苏散《太平惠民和剂局方》

【组成】紫苏叶^君，香附子^{炒臣}，陈皮^佐，甘草^{炙佐使}。

【功效】疏散风寒，理气和中。

【方歌】香苏散内草陈皮，外感风寒气滞宜；寒热无汗胸脘痞，解表且能疏气机。

趣味记忆 香苏散（用）陈皮炒。

解释：香（附子）苏（叶）散　陈皮（甘）草。

方剂特点 药性平和，解表与理气相配，行气与化湿并施；表里同治，重在解表，肺脾肝兼顾。

【注意事项】本方为治疗外感风寒兼气滞证之常用方。本方药轻力薄，不宜用于外感风寒重证；苏叶有安胎作用，故妊娠感冒适宜。

【附方】

加味香苏散《医学心悟》

【组成】紫苏叶，香附，陈皮，甘草^炙，荆芥，防风，秦艽，蔓荆子，川芎，生姜。

【功效】发汗解表，理气解郁。

【方歌】加味香苏陈草风，荆艽姜蔓与川芎；恶风身热头项痛，胸脘满闷服之松。

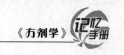

小青龙汤《伤寒论》

【组成】麻黄^君，桂枝^君，干姜^臣，细辛^臣，半夏^佐，芍药^佐，五味子^佐，甘草^{炙佐使}。

【功效】解表散寒，温肺化饮。

【方歌】小小青龙最有功，风寒束表饮停胸；细辛半夏甘和味，姜桂麻黄芍药同。

趣味记忆 小青龙马跪下，要喂新疆草。

解释：小青龙（汤）　麻（黄）桂（枝）（半）夏,（芍）药　（五）味（子）（细）辛　（干）姜　（甘）草。

方剂特点 辛散和酸收并举，散中有收，散而不伤正；温化和敛肺相配，开中有合，敛而不留邪。

【注意事项】本方为治疗外寒内饮证之常用方。本方具温燥之性，故阴虚痰喘及痰热证者均忌用。

【附方】

射干麻黄汤《金匮要略》

【组成】射干，麻黄，生姜，细辛，半夏，五味子，紫菀，款冬花，大枣。

【功效】宣肺散寒，化饮止咳。

【方歌】射干麻黄治寒饮，咽喉不利在宣肺；细辛紫菀款冬花，姜枣半夏与五味。

趣味记忆 赊干妈生姜五碗，半夏找新款冬花。

解释： 射干麻（黄汤） 生姜 五（味子）（紫）菀，半夏 （大）枣 （细）辛 款冬花。

小青龙加石膏汤《金匮要略》

【组成】麻黄，桂枝，干姜，细辛，半夏，芍药，五味子，甘草炙，石膏。

【功效】解表化饮，清热除烦。

【方歌】小青龙加石膏汤，外寒内饮把肺伤；咳而上气且烦躁，温肺除烦用之良。

趣味记忆 略。

止嗽散《医学心悟》

【组成】紫菀蒸君，百部蒸君，桔梗炒臣，白前蒸臣，荆芥佐，陈皮佐，甘草炒佐。

【功效】宣利肺气，疏风止咳。

【方歌】止嗽散用荆桔前，紫菀百部陈草研；每服三钱姜汤调，宣肺止咳解表兼。

趣味记忆 为"止嗽"，陈梗借钱剜百草。

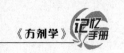

解释：为"止嗽（散）"，陈（皮）（桔）梗（荆）芥（白）前（紫）菀 百（部）（甘）草。

方剂特点 温润平和，温而不燥，润而不腻，散寒不助热，解表不伤正；重在治肺，兼解表邪。

【注意事项】本方为治疗风邪犯肺证之常用方。风寒表证著者，当加用生姜汤调服。肺热咳嗽及阴虚劳嗽者，均不宜使用；表邪重者，亦非本方所宜。

【附方】

金沸草散《博济方》

【组成】旋覆花，麻黄，前胡，荆芥穗，半夏，赤芍药，生姜，大枣，甘草。

【功效】发散风寒，降气化痰。

【方歌】金沸草即旋覆花，荆芥前胡麻黄加；赤芍半夏姜枣草，疏散风寒化痰佳。

趣味记忆 金沸草穗半夏黄，吃前干炒找生姜。

解释：金沸草 （荆芥）穗 半夏 （麻）黄，赤（芍）前（胡）甘草 （大）枣 生姜。

第二节　辛凉解表剂

银翘散《温病条辨》

【组成】金银花〔君〕，连翘〔君〕，薄荷〔臣〕，牛蒡子〔臣〕，荆芥穗〔臣〕，淡豆豉〔臣〕，淡竹叶〔佐〕，芦根〔佐〕，桔梗〔佐〕，甘草〔佐使〕。

【功效】辛凉透表，清热解毒。

【方歌】银翘散主上焦疴，竹叶荆蒡豉薄荷；甘桔芦根凉解法，疏清风热煮无过。

趣味记忆 银翘和牛姐竟吃露珠草。

解释：银（花）（连）翘 （薄）荷　牛（蒡子）桔（梗）荆（芥）（豆）豉　芦（根）竹（叶）（甘）草。"银翘""牛姐"可联想为人名。

方剂特点 疏散风邪与清热解毒合法，疏清兼顾，以疏为主；辛凉与辛温之品相伍，凉温并用，主以辛凉，为"辛凉平剂"。

【注意事项】本方为治疗风温初期之常用方。本方多芳香轻宣之品，不宜久煎。外感风寒及湿热病初起者，均忌用。

桑菊饮《温病条辨》

【组成】桑叶〔君〕，菊花〔君〕，桔梗〔臣〕，杏仁〔臣〕，薄荷〔佐〕，连翘〔佐〕，芦根〔佐〕，甘草〔使〕。

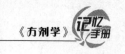

【功效】疏风清热，宣肺止咳。

【方歌】桑菊饮中桔梗翘，杏仁甘草薄荷饶；芦根为引轻清剂，热盛阳明入母膏。

趣味记忆 桑菊和巧姐甘（愿）姓芦。

解释：桑（叶）菊（花）（薄）荷（连）翘桔（梗）甘（草）杏（仁）芦（根）。"桑菊""巧姐"可联想为人名。

方剂特点 轻清疏风以解表，辛苦宣肃以止咳，为"辛凉轻剂"；桔梗和杏仁相须为用，升降结合以适肺性。

【注意事项】本方为治疗风热咳嗽轻证之常用方。药物多为轻清之品，不宜久煎；风寒感冒者忌用。

麻黄杏仁甘草石膏汤 《伤寒论》

【组成】麻黄_君，石膏_君，杏仁_臣，甘草_{炙佐使}。

【功效】辛凉疏表，清肺平喘。

【方歌】伤寒麻杏甘石汤，辛凉宣肺清热良；邪热壅肺咳喘急，有汗无汗均可尝。

趣味记忆 石妈性感。

解释：石（膏）麻（黄）杏（仁）甘（草）。

方剂特点 辛温与寒凉并用，石膏倍于麻黄，重在清宣肺热；麻黄与石膏相配，宣肺而不助热，清肺而不凉遏。

【注意事项】本方为治疗外感风邪，邪热壅肺证之基础方。《伤寒论》：汗出而喘，无大热者，可与麻黄杏仁甘草石膏汤。临证时不必拘于"汗出而喘"，因肺中热甚，蒸迫津液，则有汗出，

若津液大伤，则汗少或无汗。单纯风寒咳喘或痰热壅盛者，皆不
宜使用。

【附方】

越婢汤 《金匮要略》

【组成】麻黄，石膏，生姜，甘草，大枣。

【功效】发汗行水。

【方歌】越婢汤中甘石膏，重用麻黄加姜枣；风水恶风一
身肿，水道通调肿自消。

趣味记忆 越婢干"麻将"糟糕。

解释： 越婢（汤） 甘（草） 麻（黄）（生）姜
（大）枣 （石）膏。

柴葛解肌汤 《伤寒六书》

【组成】柴胡**君**，葛根**君**，羌活**君**，白芷**君**，黄芩**君**，石膏**君**，
桔梗**佐**，芍药**佐**，生姜**佐**，大枣**佐**，甘草**使**。

【功效】解肌清热。

【方歌】陶氏柴葛解肌汤，邪在三阳热势张；芩芍桔甘羌活
芷，石膏大枣与生姜。

趣味记忆 柴哥解饥只抢枣糕，芩姐将要吵。

解释： 柴（胡）葛（根）解肌（汤）（白）芷 羌
（活）（大）枣 （石）膏,（黄）芩 桔（梗）（生）姜 （芍）
药 （甘）草。

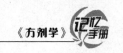

方剂特点 温清并用，三阳同治，重在辛凉清热；表里兼顾，主以疏泄透散。

【注意事项】本方为治疗风寒未解，郁而化热证或三阳合病之常用方。若无汗而恶寒甚者，可去黄芩，加麻黄增强发散表寒之力，值夏秋可以苏叶代之。太阳表邪未入里者或里热而见阳明腑实证者，均不宜使用。

【附方】

柴葛解肌汤 《医学心悟》

【组成】柴胡，葛根，黄芩，赤芍，甘草，知母，生地，丹皮，贝母。

【功效】清热解肌。

【方歌】柴葛解肌程氏汤，贝草赤芍芩地黄；丹知加入重清里，谵语尚需石膏帮。

趣味记忆 程氏才割草地，岂知被丹皮刺（伤）。

解释：程氏柴葛（解肌汤）（甘）草 （生）地，（黄）芩 知（母） 贝（母） 丹皮 赤（芍）。

升麻葛根汤 《太平惠民和剂局方》

【组成】升麻_君，葛根_臣，白芍药_佐，甘草_{炙使}。

【功效】解肌透疹。

【方歌】阎氏升麻葛根汤，芍药甘草合成方；麻疹初期发不透，解肌透疹此为良。

趣味记忆 盛妈割草药。

解释：升麻葛（根汤）（甘）草　（芍）药。

方剂特点 辛凉与酸甘合法，主以升散清解，少佐酸敛益阴。

【注意事项】本方为治疗麻疹未发或发而不透之基础方。麻疹已透或疹毒内陷者，均忌用。

【附方】

宣毒发表汤 《医宗金鉴》

【组成】升麻，葛根，前胡，桔梗，枳壳(炒)，荆芥，防风，薄荷，木通，连翘，牛蒡子(炒)，淡竹叶，甘草，芫荽(药引)。

【功效】解表透疹，止咳利咽。

【方歌】宣毒发表升葛翘，枳桔荆防荽薄草；前胡木通牛蒡竹，麻疹初起此方妙。

趣味记忆 宣读发表前谁骂朱姐草根，防止伯母警棒敲。

解释：宣毒发表（汤）　前（胡）（芫）荽　（升）麻竹（叶）桔（梗）（甘）草（葛）根，防（风）（白）芷薄（荷）木（通）荆（芥）（牛）蒡（子）（连）翘。

竹叶柳蒡汤 《先醒斋医学广笔记》

【组成】西河柳，荆芥穗，干葛，蝉蜕，薄荷，牛蒡子，知母，玄参，甘草，麦冬，竹叶；甚者加石膏，冬米。

【功效】透疹解表，清热生津。

【方歌】竹叶柳蒡葛根知，蝉衣荆芥薄荷施；石膏冬米参

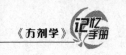

甘麦，疹发不透急投之。

趣味记忆 祖爷刘邦选精干，伯母退朝卖米糕。

解释：竹叶（西河）柳（牛）蒡（子）玄（参）荆（芥穗）干（葛），薄（荷）（知）母（蝉）蜕（甘）草麦（冬）（冬）米（石）膏。

葱豉桔梗汤《重订通俗伤寒论》

【组成】鲜葱白^君，淡豆豉^君，苏薄荷^臣，青连翘^臣，苦桔梗^佐，焦山栀^佐，鲜淡竹叶^佐，甘草^{佐使}。

【功效】疏风清热。

【方歌】葱豉桔梗薄荷竹，山栀连翘甘草辅；热邪束肺嗽咽痛，风温初起此方煮。

趣味记忆 虫吃桔杆和竹叶，敲之！

解释：葱（白）（淡豆）豉桔（梗）甘（草）（薄）荷（淡）竹叶，（连）翘（山）栀！

方剂特点 辛凉与辛温同伍，透邪于外，主以辛凉；清疏与清泻兼顾，导热于下，重在清疏。

【注意事项】本方为治疗风温初起之常用方。本方只适合风温初起，风寒表证者忌用。

第三节　扶正解表剂

败毒散（原名人参败毒散）《太平惠民和剂局方》

【组成】羌活^君，独活^君，柴胡^臣，川芎^臣，桔梗^佐，枳壳^佐_炒，前胡^佐，茯苓^佐，人参^佐，薄荷^{佐使}，生姜^{佐使}，甘草^{佐使}_燀。

【功效】散寒祛湿，益气解表。

【方歌】人参败毒草苓芎，羌独柴前枳桔共；薄荷少许姜三片，气虚感寒有奇功。

趣味记忆 独熊身伏江河（的）草埂，二虎只可强（攻）。

解释：独（活）（川）芎（人）参　茯（苓）（生）姜（薄）荷（甘）草（桔）梗，二胡　枳壳　羌（活）。"二胡"即前胡和柴胡。

方剂特点 主辛温以解表，辅宣肃以止咳，佐益气以祛邪；邪正兼顾，祛邪为主。外邪陷里而成痢疾者，令内邪还出表解，成"逆流挽舟"之法。

【注意事项】本方为益气解表之常用方。方中多辛温香燥之品，时疫、暑温、湿热蕴结肠中而成痢疾者，均忌用；阴虚外感者亦忌用。

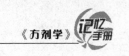

【附方】

荆防败毒散《摄生众妙方》

【组成】荆芥，防风，羌活，独活，柴胡，川芎，桔梗，枳壳，前胡，茯苓，甘草。

【功效】发汗解表，消疮止痛。

【方歌】荆防败毒草茯苓，羌独柴前枳桔同；疮肿痢疾表寒证，散风祛湿功效宏。

趣味记忆 警方摆渡去深江河。

解释： 荆防败毒（散） 去（掉） （人）参 （生）姜（薄）荷。即败毒散加荆芥和防风，去掉人参、生姜和薄荷。

参苏饮《太平惠民和剂局方》

【组成】紫苏叶君，干葛臣，半夏佐，前胡佐，桔梗佐，枳壳炒佐，木香佐，陈皮佐，茯苓佐，人参佐，生姜佐，大枣佐，甘草炙佐使。

【功效】益气解表，理气化痰。

【方歌】参苏饮内用陈皮，枳壳前胡半夏宜；姜葛枣香甘桔茯，气虚外感此方提。

趣味记忆 沈叔只令陈哥下江湖找香草姐。

解释：（人）参 苏（叶） 枳（壳） （茯）苓 陈（皮）（干）葛 （半）夏 （生）姜 （前）胡 （大）枣 （木）香（甘）草 桔（梗）。

方剂特点 散寒与补气同用，则散不伤正，补不留邪；化痰与理气并施，使气顺痰消，津行气畅，并寓"治痰先治气"之意。

【注意事项】本方为治疗气虚外感，内有痰湿证之常用方。风热表证者忌用。

再造散《伤寒六书》

【组成】桂枝🔴_君，羌活🔴_君，防风🔵_臣，细辛🔵_臣，熟附子🟤_佐，黄芪🟤_佐，人参🟤_佐，川芎🟤_佐，白芍_炒🟤_佐，生姜_煨🟤_佐，大枣🟤_佐，甘草🟢_使。

【功效】助阳益气，解表散寒。

【方歌】再造散用参芪甘，桂附羌防芎芍参（can）；细辛煨姜大枣入，阳虚外感服之安。

趣味记忆（为了）再造新房，欺负穷人抢桂枝糖。

解释：再造（散）（细）辛 防（风），（黄）芪 （熟）附（子）（川）芎 人（参） 羌（活） 桂枝汤。本方包含"桂枝汤"。

方剂特点 解表药与益气助阳药同用，辛温与甘温合法，则汗中有补，标本兼顾；发散药与收敛药相伍，则散中有收，散不伤正。

【注意事项】本方为治疗阳气虚弱，外感风寒表证之常用方。本方中细辛有毒，用量宜轻；附子亦为有毒之品，应采用制附子，并先煎以减少毒性。血虚感寒或湿温初起者，均不宜使用。

麻黄细辛附子汤《伤寒论》

【组成】麻黄🔴_君，附子_炮🔵_臣，细辛🟤_佐。

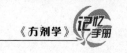

【功效】助阳解表。

【方歌】麻黄细辛附子汤，发表温经两法彰；若非表里相兼治，少阴反热曷能康。

趣味记忆 马新父子，发表《温经》。

解释：麻（黄）（细）辛 附子，发表温经。"发表温经"为该方的功用。

方剂特点 解表与温里合法，辛温并用，助阳解表；宣上温下，补散兼施，散不伤正。

【注意事项】本方为治疗素体阳虚，外感风寒表证之基础方。若少阴阳虚而见下利清谷、四肢厥逆、脉微欲绝等症，则应"先温其里，后攻其表"，否则误发其汗，必致亡阳危候。

加减葳蕤汤《重订通俗伤寒论》

【组成】生葳蕤❲君❳，薄荷❲君❳，生葱白❲臣❳，淡豆豉❲臣❳，东白薇❲佐❳，桔梗❲佐❳，红枣❲佐❳，甘草❲炙,使❳。

【功效】滋阴解表。

【方歌】加减葳蕤用白薇，豆豉生葱桔梗随；草枣薄荷共八味，滋阴发汗此方魁。

趣味记忆 魏瑞姐为何早操吃葱？

解释：（加减）葳蕤（汤）桔（梗）（白）薇（薄）荷（红）枣 （甘）草 （豆）豉 葱（白）？葳蕤即"玉竹"。

方剂特点 发表与滋阴并用，辛凉与甘寒合法，汗不伤阴，滋不碍邪。

【注意事项】本方为治疗阴虚外感风热表证之常用方。外感风热而无阴虚证候者不宜使用。

葱白七味饮《外台秘要》

【组成】葱白^君，干葛^君，干地黄^臣，生麦冬^臣，新豆豉^佐，生姜^佐，劳水^佐。

【功效】养血解表。

【方歌】葱白七味《外台》方，新豉葛根与生姜；麦冬生地甘澜水，血虚风寒最相当。

趣味记忆 葱白搁地，江东吃劳水。

解释：葱白 葛（根）（生）地,（生）姜（麦）冬（豆）豉 劳水。

方剂特点 发散解表与养血滋阴合法，邪正兼顾，温而不燥，汗不伤血；用劳水之体轻味甘以养脾胃。

【注意事项】本方为治疗血虚外感风寒表证之常用方。原著用法"以劳水煎煮"；服药后不可温覆过早，以免汗出过多。劳水即"甘澜水"。

『类方比较记忆』

麻黄汤-桂枝汤
相同点：均具有解表散寒之功，适用于外感风寒之表证。均

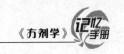

可见恶寒发热，头痛，舌苔薄白，脉浮等临证表现。

不同点：

麻黄汤：麻黄、桂枝相须为用，佐以杏仁利肺平喘，本方发汗散寒力强，且能宣肺平喘，为辛温发汗之重剂。主要用于外感风寒之表实证。以恶寒发热，无汗而喘，脉浮紧为辨证要点。

桂枝汤：桂枝与白芍并用，于发散中寓敛汗之意，于固表中有微汗之道；佐以生姜、大枣以补脾和胃，化气生津，益营助卫。发汗解表之力逊于麻黄汤，但有调和营卫之功，被誉为"仲景群方之冠"，为辛温解表之和剂。主要用于外感风寒，发热有汗之表证。以恶风发热，汗出，脉浮缓为辨证要点。

麻黄汤－小青龙汤－大青龙汤

相同点：皆含麻黄、桂枝、甘草，均具有解表散寒之功，适用于外感风寒表证。均可见恶寒发热，无汗，头身疼痛，苔白，脉浮等临证表现。

不同点：

麻黄汤：配伍杏仁利肺平喘，发汗解表力较强，且具有宣肺平喘之功。主要用于风寒袭表导致肺气不宣之表实证。以恶寒发热，无汗而喘，脉浮紧为辨证要点。

小青龙汤：配伍干姜、细辛等，不仅具有解表散寒之功，而且具有温肺化饮之效。主要用于外有风寒束表，内有水饮停聚证。以恶寒发热，无汗，咳喘，痰多而稀，苔白滑，脉浮为辨证要点。

大青龙汤：配石膏为臣，不仅具有发汗解表之功，还兼清里热。主要用于外感风寒，里有郁热证。以恶寒发热，无汗，烦躁，脉浮紧为辨证要点。

银翘散 - 桑菊饮 - 止嗽散

相同点：均具有疏散风邪之功，适用于外感风邪，邪在肺卫证。均可见发热，微恶风，苔薄白，脉浮等临证表现。

不同点：

银翘散：以银花、连翘为君，不仅能疏散风热，而且可以清热解毒，其解表清热之力强，为"辛凉平剂"。主要用于风温初起。以发热，微恶寒，咽痛，口渴，脉浮数为辨证要点。

桑菊饮：以桑叶、菊花为君，配伍杏仁、桔梗等，功能宣肺化痰止咳，其解表清热之力逊于银翘散，为"辛凉轻剂"。主要用于风温初起，邪犯肺络，肺气失宣证。以咳嗽，发热不甚，口微渴，脉浮数为辨证要点。

止嗽散：以紫菀和百部为君，药性温润平和，具有疏风止咳之功，为辛温解表剂。主要用于风邪犯肺之咳嗽。以咳嗽咽痒，微恶风发热，苔薄白为辨证要点。

九味羌活汤 - 大青龙汤

相同点：均具有发汗解表散寒，兼清里热之功，适用于外感风寒、里有郁热证。均可见恶寒发热，无汗，头痛，烦躁，口渴等临证表现。

不同点：

九味羌活汤：以羌活为君，与苍术、防风相伍，祛湿之效著，佐以黄芩、生地等，共奏发汗祛湿、兼清里热之功。临证多有"湿邪"侵袭人体之症，如头身困重，肢体酸楚疼痛等。主要用于

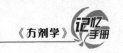

外感风寒夹湿，内有蕴热证。以恶寒发热，头痛无汗，肢体酸楚疼痛，口苦微渴为辨证要点。

大青龙汤：麻黄为君，其量为麻黄汤中麻黄的2倍，且与桂枝相伍，发汗之力强，再伍以石膏，清热除烦，共奏发汗解表、兼清里热之效。虽外感风寒，里有郁热，但无湿邪外侵之症。主要用于外感风寒，内有郁热证。以恶寒发热，无汗，烦躁，脉浮紧为辨证要点。

败毒散 – 九味羌活汤 – 香苏散

相同点：均具有疏风解表散寒之功，适用于外感风寒证。均可见恶寒发热，头痛无汗，身痛项强，脉浮等临证表现。

不同点：

败毒散：主以辛温之品解表，佐以人参益气，功能散寒祛湿，益气解表，是益气解表的代表方。主要用于素有气虚，又外感风寒湿证。以恶寒发热，头身疼痛，无汗，脉浮，重按无力为辨证要点。

九味羌活汤：以羌活为君，与苍术、防风相伍，祛湿之效著，佐以黄芩、生地等，长于发汗祛湿，兼清里热，为分经论治的代表方。主要用于外感风寒夹湿，内有蕴热证。以恶寒发热，头痛无汗，肢体酸楚疼痛，口苦微渴为辨证要点。

香苏散：以苏叶为君，既可解表散寒，又能理气宽中，配伍香附、陈皮、甘草，功专疏风散寒，理气和中，而祛湿之力弱。主要用于外感风寒，内有气滞证。以恶寒发热，头痛无汗，胸脘痞闷，舌苔薄白，脉浮为辨证要点。

柴葛解肌汤 - 升麻葛根汤

相同点： 皆含葛根、芍药及甘草，均具有外透肌热和内清郁热之功，适用于外感温热时疫，内有肺胃郁热证。均可见头痛身热，咽干口渴，目赤，舌红苔薄黄，脉浮数等临证表现。

不同点：

柴葛解肌汤： 配伍柴胡、黄芩、石膏、羌活等，透解三阳邪热，重在清透阳明之热。主要用于太阳风寒未解，入里化热，初犯阳明或三阳合病之常用方。以发热重，恶寒轻，头痛，眼眶痛，鼻干，脉浮微洪为辨证要点。

升麻葛根汤： 以升麻为君，主以升散清解，重在透疹。主要用于内有肺胃蕴热，外感麻疹时毒证。以疹发不出或出而不畅，舌红，脉数为辨证要点。

参苏饮 - 败毒散

相同点： 均具有解表散寒，兼益气扶正之功，适用于气虚外感风寒之证。均可见恶寒发热，头痛无汗，脉弱无力等临证表现。

不同点：

参苏饮： 方中包含二陈汤，作用偏于温肺化痰。主要用于外感风寒，气虚痰阻之证。以恶寒发热，无汗头痛，胸脘满闷，咳嗽痰白，倦怠无力，苔白，脉弱为辨证要点。

败毒散： 本方以羌活、独活并用为君，祛风散寒，除湿止痛，通治一身上下之风寒湿邪，作用偏于祛散风寒湿邪。主要用于气虚外感风寒夹湿之证。以恶寒发热，头身疼痛，无汗，脉浮，重按无力为辨证要点。此外，还用于外邪陷里而成痢疾者，可驱邪外出，为"逆流挽舟法"的代表方。

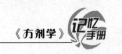

再造散 – 麻黄细辛附子汤

相同点：皆含附子和细辛，均具有助阳解表之功，适用于虚阳外感之风寒表证。均可见恶寒重，发热轻，无汗，肢冷倦怠，脉沉等临证表现。

不同点：

再造散：方中不用麻黄，取桂枝、羌活为君，防风、细辛为臣，佐以附子、人参、黄芪、白芍等，散寒解表与温阳益气兼顾，且具调和营卫之功。主要用于阳气虚弱，复感风寒证。以恶寒发热，热轻寒重，无汗，肢冷倦怠，舌淡苔白，脉沉无力为辨证要点。

麻黄细辛附子汤：以麻黄为君，制附子为臣，佐以细辛，功专助阳解表。主要用于阳虚外感，太少两感证。以恶寒重，发热轻，神疲欲寐，脉沉为辨证要点。

加减葳蕤汤 – 葱白七味饮

相同点：均具有滋阴养血、解表散邪之功，适用于阴虚外感表证。均可见头痛身热，微恶风寒，无汗，口渴，咽干，舌红，脉数等临证表现。

不同点：

加减葳蕤汤：补阴药与辛凉解表药合用，属滋阴解表之剂。主要用于素体阴虚复感风热证。以身热微寒，咽干口燥，舌红苔薄白，脉数为辨证要点。

葱白七味饮：补血药与辛温解表药并用，属养血解表之剂。主要用于素体血虚复感风寒证。以头痛身热，恶寒无汗，兼见血虚或失血病史为辨证要点。

第二章 泻下剂

概要口诀

泻下适用里实证,寒热燥水结辨清;

药力迅猛易伤胃,获得疗效即可停;

谨防油腻重伤胃,表邪未解须里成;

活血化瘀驱虫药,兼夹之证法对应;

体虚伤津亡血家,孕产经期均慎行。

第一节 寒下剂

大承气汤 《伤寒论》

【组成】大黄_{酒洗}（君），厚朴_炙（君），芒硝（臣），枳实_炙（臣）。

【功效】峻下热结。

【方歌】大承气汤用硝黄，配伍枳朴泻力强；痞满燥实四症见，峻下热结第一方。

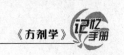

趣味记忆 大笑之后。

解释：大（黄）（芒）硝 枳（实） 厚（朴）。"大"可同时联想"大承气汤"。

方剂特点 苦辛通降与咸寒合法，泻下与行气并重；攻润相济，燥实并治，寓"急下存阴""釜底抽薪""通因通用"三法。

【注意事项】本方为治疗阳明腑实证之代表方。煎煮时，大黄应后下；汤成后，芒硝烊化溶入。本方为泻下峻剂，应中病即止，以免损耗正气。气阴亏虚、燥结不甚以及年老体弱、孕妇等，均不宜使用。

【附方】

小承气汤《伤寒论》

【组成】大黄酒洗，厚朴炙，枳实炙。

【功效】轻下热结。

【方歌】小承气汤朴枳黄，便硬谵语腹胀详；识得燥结分轻重，脉滑不紧用此方。

趣味记忆 小承气，大厚实。

解释：小承气（汤），大（黄） 厚（朴）（枳）实。

调胃承气汤《伤寒论》

【组成】大黄酒洗，甘草炙，芒硝。

【功效】缓下热结。

【方歌】调胃承气用大黄，芒硝甘草三药尝；胃气不和心烦热，便燥谵语舌苔黄。

> **趣味记忆**　调味大甘芒。
>
> **解释：**调胃（承气汤）　大（黄）　甘（草）　芒（硝）。
> "大甘芒"可联想为：大而甘甜的芒果。

大陷胸汤《伤寒论》

【组成】甘遂〔君〕，大黄〔臣佐〕，芒硝〔臣佐〕。

【功效】泻热逐水。

【方歌】大陷胸汤用硝黄，甘遂一克效力强；擅疗热实结胸证，泻热逐水效专长。

> **趣味记忆**　大仙兄大笑谁？
>
> **解释：**大陷胸（汤）　大（黄）　（芒）硝　（甘）遂？

> **方剂特点**　泻热与逐水并施，前后分消；大黄先煎以求"熟者行迟"，寓"治上者治宜缓"之意。

【注意事项】本方为治疗水热互结之大结胸证的常用方。大黄应先煎。本方药力峻猛，凡平素虚弱，或病后不任攻伐者，均忌用；中病即止，以免伤及正气。

> 【附方】
>
> ## 大陷胸丸《伤寒论》
>
> 【组成】大黄，芒硝，甘遂，葶苈子〔熬〕，杏仁〔熬黑〕。
>
> 【功效】泻热逐水。
>
> 【方歌】大陷胸丸法最超，半升葶苈杏硝调；项强如痉君须记，大黄甘遂下之消。

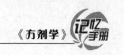

> 趣味记忆 大仙兄玩葶苈子，谁人大笑?
>
> 解释：大陷胸丸　葶苈子，(甘)遂　(杏)仁　大(黄)
> (芒)硝?

第二节　温下剂

大黄附子汤《金匮要略》

【组成】附子炮君，大黄臣，细辛佐。

【功效】温里散寒，通便止痛。

【方歌】金匮大黄附子汤，细辛散寒止痛良；冷积内结成实证，功专温下妙非常。

趣味记忆 大夫细心。

解释：大(黄)　附(子)　细辛。

方剂特点 苦寒辛热合法，相反相成，温阳散寒而不伤阴，通下冷积而不寒凝。

【注意事项】本方为温下法之基础方。方中附子用量应大于大黄，以达温下之目的。

温脾汤《备急千金要方》

【组成】附子君，大黄君，芒硝臣，干姜臣，当归佐，人参佐，甘草**佐使**。

【功效】攻下冷积，温补脾阳。

【方歌】温脾附子与干姜，人参归草硝大黄；阳虚阴盛便秘证，攻下寒积温脾阳。

趣味记忆 温脾大夫当，小人炒干姜。

解释： 温脾（汤） 大（黄） 附（子） 当（归），（芒）硝 人（参） （甘）草 干姜。

方剂特点 辛热甘温咸寒合法，温通泻下补益兼备，寓补于攻，温下相成。

【注意事项】本方为治疗阳虚冷积证之常用方。热结和阴虚内热者，均忌用。

三物备急丸 《金匮要略》

【组成】巴豆**熬研**^君，干姜**臣**，大黄**佐**。

【功效】攻逐寒积。

【方歌】三物备急巴豆研，干姜大黄不需煎；卒然腹痛因寒积，速投此方救急先。

趣味记忆 三物备急黄豆浆。

解释： 三物备急（丸） （大）黄 （巴）豆 （干）姜。

方剂特点 大黄之苦寒泻下与巴豆之辛热峻下相伍，相反相成，重在温下。

【注意事项】本方为治疗寒实腹痛之常用方。若服药后不下，或下之不快，可服用热粥以助药力；若服药后泻下较剧，可服用

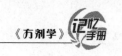

冷粥止泻。巴豆毒性较大，当依据病情轻重选择剂量；孕妇及年老体弱者，均当慎用。

第三节　润下剂

麻子仁丸《伤寒论》

【组成】麻子仁_君，大黄_臣，杏仁_{熬研臣}，白芍_臣，枳实_{炙佐}，厚朴_{炙佐}，蜂蜜_使。

【功效】润肠泻热，行气通便。

【方歌】麻子仁丸小承气，杏芍麻仁治便秘；胃热津亏解便难，润肠通便脾约济。

趣味记忆 马姓人要"小承气"。

解释：麻（子仁丸）　杏仁　（芍）药　"小承气（汤）"。

方剂特点 泻下与润下合法，意在缓下，泻而不峻，下不伤正。

【注意事项】本方为治疗脾约证之代表方。应从小剂量开始服用，逐渐加量，以取效为度。本方含有攻下破滞之品，故孕妇慎用。

五仁丸《世医得效方》

【组成】杏仁_炒君，桃仁臣，柏子仁佐，松子仁佐，郁李仁_炒佐，陈皮佐，蜂蜜佐。

【功效】润肠通便。

【方歌】五仁柏仁杏仁桃，松仁陈皮郁李饶；炼蜜为丸米饮下，津枯便秘此方效。

趣味记忆 五人送桃杏予陈伯。

解释： 五仁　松（子仁）　桃（仁）　杏（仁）　郁（李仁）　陈（皮）　柏（子仁）。

方剂特点 主以质润，润下与行气合法，以润燥滑肠为用；肺肠同调。

【注意事项】本方为治疗津枯便秘之常用方。本方中桃仁能化瘀通经，郁李仁通便作用较强，故孕妇慎用。

济川煎《景岳全书》

【组成】肉苁蓉_{酒洗}君，当归臣，怀牛膝臣，泽泻佐，枳壳佐，升麻佐使。

【功效】温肾益精，润肠通便。

【方歌】济川归膝肉苁蓉，泽泻升麻枳壳从；肾虚精亏肠中燥，寓通于补法堪宗。

趣味记忆 纪川从容，巧择马归西。

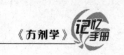

解释：济川（煎）（肉）苁蓉,（枳）壳 泽（泻）（升）麻 （当）归 （牛）膝。"纪川"可联想为人名。

方剂特点 温补合以润下，补中有泻，"寓通于补之中"；降浊配以升清，降中有升，"寄升于降之内"。

【注意事项】本方为治疗肾虚便秘之常用方。宜空腹时温服。热邪伤津及阴虚便秘者，均慎用。

【附方】

半硫丸《太平惠民和剂局方》

【组成】半夏焙干，硫黄，生姜汁。

【功效】温肾祛寒，通阳泄浊。

【方歌】半硫半夏与硫黄，姜汁同熬丸剂尝；下元虚冷便秘泻，温肾祛寒亦通阳。

趣味记忆 伴柳江。

解释：半（夏） 硫（黄）（生）姜。

第四节　逐水剂

十枣汤《伤寒论》

【组成】芫花君，大戟君，甘遂君，大枣佐使。

【功效】攻逐水饮。

【方歌】十枣逐水效甚夸，大戟甘遂与芫花；悬饮内停胸胁痛，大腹肿满用无差。

趣味记忆 室早，谁愿（电）去？

解释： 十枣（汤），（甘）遂 芫（花）（大）戟？"室早"可联想为"室性早搏"。

方剂特点 主以峻下逐水，佐以甘缓补中，且寓"培土治水"之意。

【注意事项】本方为峻下逐水法之基础方。"三药"为散，枣汤送服；宜清晨空腹服用，且从小剂量开始，据证递加；"得快下利后"，宜食糜粥以保养脾胃；中病即止。年老体弱者慎用；孕妇忌用。

【附方】

舟车丸 《太平圣惠方》

【组成】黑丑，甘遂煮，大戟炒，芫花，大黄，青皮，槟榔，陈皮，木香，轻粉。

【功效】行气逐水。

【方歌】舟车牵牛及大黄，遂戟芫花又木香；青皮橘皮加轻粉，燥实阳水却相当。

趣味记忆 （赶）舟车随元花相情郎，清晨将军急牵牛。

解释： 舟车（丸）（甘）遂 芫花 （木）香 轻（粉）（槟）榔，青（皮）陈（皮） 将军 （大）戟 牵牛。可联想为：为不耽误舟车，陪伴元花去相情郎，将军清晨起来后

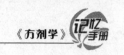

急忙牵牛赶路。"将军"即大黄;"牵牛"即黑丑。

控涎丹《三因极一病证方论》

【组成】甘遂,紫大戟,白芥子。

【功效】祛痰逐饮。

【方歌】控涎丹用芥遂戟,胸膈痰饮体痛医。

趣味记忆 空闲(时),随机借资。

解释:控涎(丹),(甘)遂 (大)戟 (白)芥子。

甘遂半夏汤《金匮要略》

【组成】甘遂,半夏,芍药,甘草炙。

【功效】化痰逐饮。

【方歌】甘遂半夏汤法良,芍药甘草合成方;逐饮降逆消痞满,主治胃肠痰饮伤。

趣味记忆 甘遂半勺炒。

解释:甘遂 半(夏汤) 芍(药) (甘)草。

禹功散《儒门事亲》

【组成】黑牵牛君,茴香臣,生姜汁佐。

【功效】逐水通便,行气消肿。

【方歌】《儒门事亲》禹功散,牵牛茴香一同研;行气逐水又通便,姜汁调下阳水痓。

趣味记忆 愚公牵牛回香江。

解释：禹功（散）　牵牛　茴香　姜（汁）。

【方剂特点】逐水通便之中佐辛散行气之品，方简药专。

【注意事项】本方为治疗阳水之常用方。本方泻水力强，正气亏虚者慎用。

【附方】

导水丸《儒门事亲》

【组成】大黄，黄芩，滑石，黑牵牛。

【功效】攻下逐水。

【方歌】导水丸用黑牵牛，大黄黄芩滑石凑；遍身水肿兼便秘，逐水通便病痛丢。

【趣味记忆】到绥化市，秦将军牵牛。

解释：导水（丸）　滑石，（黄）芩　将军　牵牛。"将军"即大黄；"绥化"可联想为地名。

第五节　攻补兼施剂

黄龙汤《伤寒六书》

【组成】大黄(君)，芒硝(臣)，枳实(佐)，厚朴(佐)，人参(佐)，当归(佐)，桔梗(佐使)，生姜(佐使)，大枣(佐使)，甘草(佐使)。

【功效】攻下热结，益气养血。

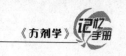

【方歌】黄龙枳朴与硝黄，参归甘桔枣生姜；阳明腑实气血弱，攻补兼施效力强。

趣味记忆 黄龙当街找姜大人吵。

解释： 黄龙（汤） 当（归） 桔（梗） （大）枣 （生）姜 大（承气汤） 人（参） （甘）草。"黄龙"可联想为人名。

方剂特点 峻下热结与补益气血并用，攻补兼施，以攻为主；桔梗开宣与承气性降相伍，寓"欲降先升"之妙。

【注意事项】本方为治疗阳明腑实兼气血不足证之常用方。本方含大承气之意，攻下之力较强，使用时要根据患者气血虚衰程度，加用相应补益药。

【附方】

新加黄龙汤《温病条辨》

【组成】大黄，芒硝，生地，麦冬，玄参，甘草，人参，当归，海参，姜汁。

【功效】泻热通便，滋阴益气。

【方歌】新加黄龙调承气，加入增液润下比；人参玄参归姜煮，攻补兼施通便秘。

趣味记忆 黄龙新家人卖海龟忙，将草地闲黄。

解释： 黄龙新加 人（参） 麦（冬） 海（参） （当）归 芒（硝），（生）姜 （甘）草 （生）地 玄（参） （大）黄。"黄龙新加"可联想为"新加黄龙（汤）"。

增液承气汤《温病条辨》

【组成】玄参⊛，生地⊕，麦冬⊕，大黄⊛，芒硝⊛。

【功效】滋阴增液，泄热通便。

【方歌】增液承气用黄硝，玄参麦地五药挑；热结阴亏大便秘，增水行舟此方妙。

趣味记忆　整夜皇帝卖元宵。

解释：增液（承气汤）（大）黄　（生）地　麦（冬）　元（参）（芒）硝。

方剂特点　重用甘寒滋阴，佐以苦寒攻下，寓攻下于增水行舟之中，正邪同治，攻补兼施。

【注意事项】本方为治疗阳明热结阴亏证之常用方。热结津亏，燥屎不行者，需审慎应用。方中玄参、麦冬、生地用量宜重，否则难达"增水行舟"之功。

『类方比较记忆』

大承气汤 - 小承气汤 - 调胃承气汤

相同点：皆含等量大黄，均具有泻热通便之功，适用于阳明实热，积滞内结之腑实便秘证。均可见大便不通，腹痛拒按，苔黄燥，脉实有力等临证表现。

不同点：

大承气汤：芒硝、大黄相配且后下，并加枳实、厚朴（用量为大黄2倍）行气导滞，泻下与行气并重，其峻下热结及攻下泄

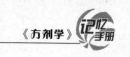
热力量均较强。主要用于痞、满、燥、实俱存之阳明热结重证。以数日不大便，脘腹胀满疼痛，苔黄厚而干，脉沉数有力为辨证要点。

小承气汤：为大承气汤去芒硝，枳实、厚朴（用量为大黄的 1/2）用量均减少，且与大黄同煎，故其泻热攻下之力较逊，功能轻下热结。主要用于阳明热结轻证，见痞、满、实而燥结不甚者。以胃中燥，大便硬，而无潮热者为辨证要点。

调胃承气汤：大黄同煎、芒硝后下并加重用量，且加炙甘草调胃和中，令下不伤正，故泻热攻下之力较缓，长于缓下热结。主要用于燥实在里，痞满不甚之燥热内结证。以脘腹胀满，心烦或谵语，蒸蒸发热为辨证要点。

大承气汤 – 大陷胸汤

相同点：皆含大黄和芒硝，同为寒下峻剂。均可见腹痛拒按，大便秘结，日晡潮热，脉沉有力等临证表现。

不同点：

大承气汤：方中大黄后下，取"生者行速"之意。功能清热泻下、荡涤胃肠积滞。主要用于痞、满、燥、实俱存之阳明热结重证。以数日不大便，脘腹胀满疼痛，舌苔黄厚而干，脉沉数有力为辨证要点。

大陷胸汤：方中大黄先煎以求"熟者行迟"，取"治上者治宜缓"之意。功能泻热逐水。主要用于水热互结于胸腹之大结胸证。以心下硬满而痛不可近，舌燥苔黄，脉沉为辨证要点。

大陷胸汤－大陷胸丸

相同点：皆含大黄、芒硝和甘遂，均具有泻热逐水之功，适用于水热互结之结胸证。均可见大便秘结，日晡潮热，或短气烦躁，舌燥而渴，脉沉有力等临证表现。

不同点：

大陷胸汤：邪结部位偏下，以从心下至少腹硬满而痛不可近为主。以心下硬满而痛不可近，舌燥苔黄，脉沉为辨证要点。

大陷胸丸：大陷胸汤基础上加葶苈子、杏仁以泻肺，并将汤剂改作丸，用白蜜煎服，取缓攻之意。邪结部位偏上。以胸膈心下结硬，疼痛较轻，项强如柔痉状为辨证要点。

大陷胸汤－小陷胸汤

相同点：均可治疗热实结胸证。均可见心下痛，按之硬满等临证表现。

不同点：

大陷胸汤：由大黄、芒硝、甘遂组成，功能泻热、逐水、通结，属于"泻下剂"。主要用于邪热内陷，水热互结于心下之大结胸证。以心下硬满而痛不可近，舌燥苔黄，脉沉为辨证要点。

小陷胸汤：由黄连、半夏、瓜蒌实组成，功能清热化痰、宽胸散结，属于"祛痰剂"。主要用于邪热内陷，痰热互结于心下之小结胸证。以胸脘痞闷，按之则痛，舌红苔黄腻，脉滑数为辨证要点。

温脾汤－大黄附子汤

相同点：同属温下剂，皆含大黄和附子，均具有温阳泻下、

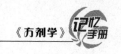

攻下寒积之功。均可见腹痛便秘，手足不温，苔白，脉弦等临证表现。

不同点：

温脾汤：干姜、人参、当归、甘草与芒硝相伍，寓温补于攻下之中。主要用于脾阳不足，冷积阻滞之便秘腹痛，属于虚中夹实证。以便秘腹痛，得温则缓，倦怠少气，手足欠温，苔白，脉沉弦为辨证要点。

大黄附子汤：以大黄、附子配伍细辛，通便止痛，辛温宣通力强。主要用于寒积腹痛之里实证。以腹痛便秘，手足不温，苔白腻，脉弦紧为辨证要点。

十枣汤－舟车丸

相同点：同为峻下逐水剂，适用于水饮壅盛于里之实证。均可见水肿腹胀，脉沉实等临证表现。

不同点：

十枣汤：由甘遂、大戟、芫花及大枣组成，主以峻下逐水，佐以甘缓补中，为攻逐水饮之通用剂。主要用于治疗悬饮，亦可用于水肿实证。以咳唾胸胁引痛，或水肿腹胀，二便不利，脉沉弦为辨证要点。

舟车丸：即十枣汤去大枣，加木香、青皮、陈皮、槟榔等行气之品，尤重加黑丑和轻粉，逐水之力更加峻猛，采用丸剂以避免因药物过于峻猛而伤正。主要用于水热内壅，气机阻滞证。以水肿水胀，口渴腹胀，二便秘涩，脉沉数有力为辨证要点。

麻子仁丸-济川煎

相同点： 均具有润肠通便之功，适用于肠燥津亏之大便秘结证。

不同点：

麻子仁丸： 以麻子仁为君，配伍杏仁、白芍及蜂蜜，重在润肠通便；更取轻量之小承气汤缓下，兼清热泻火，行气消胀。主要用于肠胃燥热，脾津不足之脾约证。以大便干结，小便频数，或脘腹胀痛，舌红苔薄黄，脉数为辨证要点。

济川煎： 以肉苁蓉为君，重在温肾益精，润肠通便。主要用于肾精亏虚，开阖失司之便秘证。以大便秘结，小便清长，腰膝酸冷，舌淡苔白，脉虚弱为辨证要点。

导水丸-禹功散

相同点： 皆以牵牛子为君，适用于水热壅盛之水肿。均可见遍身浮肿，二便不利等临证表现。

不同点：

导水丸： 配伍滑石、大黄，通利二便之力较强；辅以黄芩，兼具清热之功。主要用于水肿湿热证。以遍身浮肿，便秘，溲赤，苔黄，脉数为辨证要点。

禹功散： 配伍少量茴香，功专逐水消肿，且能行气止痛。主要用于水气内聚之水肿实证。以遍身浮肿，二便不利，脉沉有力为辨证要点。

黄龙汤-增液承气汤-大承气汤

相同点： 均具有攻下热结之功，适用于阳明腑实证。均可见

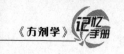

大便不通，脘腹痞满，腹痛拒按，苔黄等临证表现。

不同点：

黄龙汤：大承气汤方基础上加人参、当归和甘草，峻下热结与益气养血并用，主以攻下热结。主要用于阳明腑实，气血不足证。以大便秘结或自利清水，脘腹胀满，身热口渴，神倦少气，舌苔黄，脉虚为辨证要点。

增液承气汤：重用玄参、麦冬、生地以滋阴降火，佐以大黄、芒硝以泻热通便，重在甘寒滋阴，增水行舟。主要用于阳明热结，阴液亏虚证。以燥屎不行，下之不通，口干唇燥，苔黄，脉细数为辨证要点。

大承气汤：大黄为君，臣以芒硝，泻热推荡之力颇峻，功能峻下热结、急下存阴，其攻下热结之力较强。主要用于痞、满、燥、实俱存之阳明热结重证。以数日不大便，脘腹胀满疼痛，舌苔黄厚而干，脉沉数有力为辨证要点。

第三章 和解剂

概要口诀

和法当用和解剂，性平力缓顾周全；

少阳肝脾肠胃和，表里寒热虚实安；

纯虚用之宜伤正，纯实用之不愈焉；

邪在肌表或入里，均非和解法能参。

第一节 和解少阳剂

小柴胡汤《伤寒论》

【组成】柴胡君，黄芩臣，半夏佐，生姜佐，人参佐，大枣佐，甘草炙佐使。

【功效】和解少阳。

【方歌】小柴胡汤和解功，半夏人参甘草从；更加黄芩生姜枣，少阳为病此方宗。

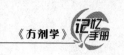

趣味记忆 小柴胡下江找情人草。

解释： 小柴胡（汤）（半）夏 （生）姜 （大）枣 （黄）芩 人（参）（甘）草。

方剂特点 寒温并用，透散清泄，以和解少阳为主，兼补胃气；升清降浊，和解表里，以祛邪为主，兼顾正气。

【注意事项】 本方为治疗少阳病证之基础方，且为和解少阳法之代表方。阴虚血少、内寒便溏及肝阳素旺者，均忌用。

【附方】

柴胡桂枝干姜汤 《伤寒论》

【组成】 柴胡，桂枝，干姜，瓜蒌根，黄芩，牡蛎煅，甘草炙。

【功效】 和解少阳，温化水饮。

【方歌】 八柴二草蛎干姜，芩桂宜三瓜四尝；不呕渴烦头汗出，少阳枢病要精详。

趣味记忆 柴胡桂枝干姜糖炒，黄琴刮目。

解释： 柴胡 桂枝 干姜（汤）（甘）草，黄芩 瓜（蒌根） 牡（蛎）。

柴胡加龙骨牡蛎汤 《伤寒论》

【组成】 柴胡，龙骨，牡蛎煅，生姜，人参，桂枝，茯苓，半夏，黄芩，铅丹，大黄，大枣。

【功效】 和解少阳，通阳泻热，重镇安神。

【方歌】 参芩龙牡桂丹铅，芩夏柴黄姜枣全；枣六余皆一两半，大黄二两后同煎。

> **趣味记忆** 柴胡家龙母躺父亲前，两个大人跪下讲。

解释： 柴胡加龙（骨）牡（蛎）汤 茯（苓）（黄）芩 铅（丹），两个大（大黄、大枣） 人（参） 桂（枝）（半）夏 （生）姜。

蒿芩清胆汤 《通俗伤寒论》

【组成】青蒿脑君，黄芩君，竹茹臣，生枳壳臣，仙半夏臣，陈皮臣，赤茯苓佐使，碧玉散(滑石、甘草、青黛)包佐使。

【功效】清胆利湿，和胃化痰。

【方歌】蒿芩清胆枳竹茹，陈夏茯苓碧玉煮；热重寒轻痰挟湿，胸痞呕恶总能除。

> **趣味记忆** （为给）郝琴庆诞，夏碧玉只好凌晨入寝。

解释： 蒿芩清胆（汤），（半）夏 碧玉（散） 枳（壳）（青）蒿 （赤茯）苓 陈（皮） （竹）茹 （黄）芩。"郝琴""夏碧玉"可以联想为人名。

> **方剂特点** 芳香清透和苦燥降利合法，以清透为主，畅少阳之枢机，化湿郁之痰浊。

【注意事项】本方为治疗少阳湿热证之常用方。邪犯少阳，寒重热轻者不宜使用。

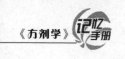

达原饮《温疫论》

【组成】槟榔^君，厚朴^臣，草果仁^臣，白芍^佐，知母^佐，黄芩^佐，甘草^使。

【功效】开达膜原，辟秽化浊。

【方歌】达原饮用朴芩槟，白芍甘知草果并；邪伏膜原寒热作，透邪逐秽此方行。

趣味记忆 大原母亲病后锅烧干。

解释： 达原（饮）（知）母（黄）芩 槟（榔） 厚（朴）（草）果（仁）（白）芍 甘（草）。可以联想为：大原的母亲病后未完全康复，做饭时不小心将锅烧干。

方剂特点 苦寒药与苦温药相配，辛开苦降；少佐酸甘之品，透达膜原而不伤阴。

【注意事项】本方为治疗瘟疫初起或疟疾，邪伏膜原之代表方。厚朴、草果苦燥易伤津，故阴虚者慎用。

第二节　调和肝脾剂

四逆散《伤寒论》

【组成】柴胡^君，白芍药^臣，枳实^佐，甘草^使。

【功效】透邪解郁，疏肝理脾。

【方歌】四逆散里用柴胡，芍药枳实甘草须；此是阳郁成厥逆，疏和抑郁厥自除。

趣味记忆 四妮只采草药。

解释：四逆（散） 枳（实） 柴（胡） （甘）草 （白芍）药。

方剂特点 散收互用，肝脾并调；升降同用，气血并治。

【注意事项】本方原治阳郁厥逆之证，后世拓展用作疏肝理脾之基础方。热盛厥甚的热厥以及阳微阴盛的寒厥者，均忌用。

逍遥散 《太平惠民和剂局方》

【组成】柴胡^{君使}，当归_炒^臣，白芍^臣，白术^佐，茯苓^佐，甘草_炙^{佐使}，薄荷^佐，生姜_煨^佐。

【功效】疏肝解郁，养血健脾。

【方歌】逍遥散用归芍柴，苓术甘草姜薄偕；疏肝养血兼理脾，丹栀加入热能排；再加地黄黑逍遥，血虚痛经起效快。

趣味记忆 小姚嘱咐魏升将薄荷当柴草烧。

解释：逍遥（散） （白）术 茯（苓） 煨生姜 薄荷 当（归） 柴（胡） （甘）草 （白）芍。"魏升"可以联想为人名。

方剂特点 补肝体而助肝用，疏柔合法；肝脾同治，气血兼顾。

【注意事项】本方为治疗肝郁血虚脾弱之基础方。本方偏温，凡阴虚火旺及肝阳上亢者均慎用。

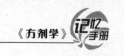

【附方】

加味逍遥散 《内科摘要》

【组成】柴胡，当归，白芍，白术_炒，茯苓，甘草_炙，薄荷，炮姜，牡丹皮，山栀_炒。

【功效】养血健脾，疏肝清热。

【方歌】加味逍遥八味和，逍遥散方去姜薄；加入丹栀清郁热，养血健脾疏肝可。

趣味记忆 佳伟母子逍遥去江河。

解释：加味（逍遥散） 牡（丹皮）（栀）子 逍遥（散）去（掉）（炮）姜 （薄）荷。

黑逍遥散 《医略六书》

【组成】柴胡，当归，白芍，白术_炒，茯苓，甘草_炙，地黄，生姜，薄荷。

【功效】疏肝健脾，养血调经。

【方歌】参见"逍遥散"方歌。

趣味记忆 嘿，小姚弟。

解释：黑（逍遥散），逍遥（散） 地（黄）。

当归芍药散 《金匮要略》

【组成】当归，白芍，茯苓，白术，泽泻，川芎。

【功效】养肝和血，健脾祛湿。

【方歌】当归芍药加茯苓，白术泽泻川芎行；疏理肝脾兼祛湿，妊娠腹痛能除净。

趣味记忆 当柜（里）少药，小姚携兄去采草。

解释：当归芍药（散），逍遥（散）（泽）泻 （川）芎去（掉） 柴（胡）（甘）草。

痛泻要方《丹溪心法》

【组成】白术炒君，白芍炒臣，陈皮炒佐，防风佐使。

【功效】补脾柔肝，祛湿止泻。

【方歌】痛泻要方用陈皮，术芍防风共成剂；肠鸣泄泻腹又痛，治在泻肝与实脾。

趣味记忆 痛泻要方——白猪皮。

解释：痛泻要（白芍药）方（防风）—— 白术 （陈）皮。

方剂特点 药性平和，寓疏于补；补脾柔肝，扶土抑木，土中泻木。

【注意事项】本方为治疗脾虚肝郁所致痛泻之代表方。阳明湿热或毒热的腹痛腹泻者忌用。

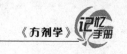

第三节　调和寒热剂

半夏泻心汤 《伤寒论》

【组成】半夏（君），干姜（臣），黄芩（臣），黄连（臣），人参（佐），大枣（佐），甘草（炙）（佐使）。

【功效】寒热并调，散结除痞。

【方歌】半夏泻心黄连芩，干姜草枣与人参；辛开苦降消痞满，治在调阳又和阴。

趣味记忆 半夏写信找人勤练炒姜。

解释：半夏泻心（汤）（大）枣　人（参）（黄）芩（黄）连　（甘）草（干）姜。

方剂特点 寒热并用，辛开苦降，补泻兼施。

【注意事项】本方为治疗中气虚弱、寒热互结、升降失常之基础方。痰浊或食积所致之痞满，均不宜使用。

【附方】

生姜泻心汤 《伤寒论》

【组成】生姜，半夏，干姜，黄芩，黄连，人参，大枣，甘草（炙）。

【功效】和胃消痞，宣散水气。

【方歌】生姜泻心是良方，胃中不和痞为殃；噫气下利芩连草，参枣半夏与二姜。

趣味记忆　生姜写信找人勤练炒虾干。

解释：生姜泻心（汤）（大）枣　人（参）（黄）芩（黄）连　（甘）草　（半）夏　干（姜）。

甘草泻心汤《伤寒论》

【组成】甘草炙，半夏，干姜，黄芩，黄连，人参，大枣。

【功效】和胃补中，降逆消痞。

【方歌】甘草泻心用芩连，干姜半夏参枣全；心下痞硬下利甚，更治狐惑心热烦。

趣味记忆　甘草写信找人勤练拌姜。

解释：甘草泻心（汤）（大）枣　人（参）（黄）芩　（黄）连　半（夏）　（干）姜。

黄连汤《伤寒论》

【组成】黄连，半夏，干姜，桂枝，人参，大枣，甘草炙。

【功效】寒热并调，和胃降逆。

【方歌】黄连汤内参连草，姜桂半夏和大枣；胃中有痛心胸热，呕吐腹痛此方宝。

趣味记忆　黄连只敢找人瞎讲。

解释：黄连（汤）（桂）枝　甘（草）（大）枣　人（参）（半）夏　（干）姜。

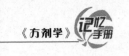

『类方比较记忆』

小柴胡汤 - 蒿芩清胆汤

相同点： 均具有和解少阳之功，适用于邪犯少阳证。均可见往来寒热，胸胁不适，口苦，脉弦等临证表现。

不同点：

小柴胡汤： 以苦平疏散之柴胡为君，臣以苦寒之黄芩，散清结合，外透内清，调畅气机；佐以人参、大枣、炙甘草益气扶正。功专疏解少阳之邪，而无辟秽化浊之功。主要用于少阳病。以往来寒热，胸胁苦满，默默不欲饮食，心烦喜呕，口苦咽干，目眩，脉弦为辨证要点。

蒿芩清胆汤： 以苦寒芳香之青蒿和苦寒之黄芩相须为君，配以半夏、陈皮、竹茹、碧玉散等，芳香清透与苦燥降利合法。重在清透少阳胆热，兼具清热利湿、理气化痰之功，且有辟秽化浊之效。主要用于少阳胆热偏重，兼有湿郁痰浊内阻证。以寒热如疟，寒轻热重，胸胁胀痛，吐酸苦水，舌红苔腻，脉弦滑数为辨证要点。

四逆散 - 逍遥散

相同点： 均具有疏肝理气、调和肝脾之功，适用于肝脾不和证。均可见胁肋胀痛，脉弦等临证表现。

不同点：

四逆散： 以柴胡为主，输转气机、透达郁热；配枳实以增强其输导泄热作用，配芍药、甘草以和营缓急止痛，长于疏泄肝郁。主要用于阳郁厥逆或肝脾不和之证。以手足不温，或胁肋、脘腹疼痛,脉弦为辨证要点。

逍遥散:主以柴胡疏肝解郁,配伍当归、白芍养血,白术、茯苓、甘草健脾,重在疏肝解郁,兼能养血健脾。主要用于肝郁血虚脾弱证。以胁肋作痛,神疲乏力,食欲减退,月经不调,脉弦而虚为辨证要点。

加味逍遥散-黑逍遥散

相同点:皆由逍遥散加味而成,均具有疏肝健脾养血之功,适用于肝郁血虚脾弱证。均可见胁肋作痛,神疲乏力,月经不调,脉弦而虚等临证表现。

不同点:

加味逍遥散:由逍遥散加丹皮、栀子而成,除逍遥散的功效外,还能清内热。主要用于肝郁血虚内热证。以胁肋胀满,烦躁易怒,低热或潮热,月经不调或经期吐衄,舌红苔黄,脉弦数为辨证要点。

黑逍遥散:由逍遥散加地黄而成,加强逍遥散的养血作用。主要用于逍遥散证而血虚较甚者。以临经腹痛,妇女崩漏,脉弦而虚为辨证要点。

半夏泻心汤-生姜泻心汤-甘草泻心汤-黄连汤

相同点:均具有辛开苦降、寒热并调之功,适用于寒热错杂证。均可见心下痞满,干呕,下利等临证表现。

不同点:

半夏泻心汤:半夏与芩连相伍,偏于苦降,重在泻热除痞。主要用于寒热互结之痞证。以心下痞满,呕吐泻利,苔腻微黄为

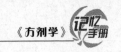

辨证要点。

生姜泻心汤：由半夏泻心汤减干姜，加生姜而成；重用生姜以散水气，重在和胃消痞、宣散水气。主要用于水热互结之痞证。以心下痞硬，干噫食臭，腹中雷鸣下利为辨证要点。

甘草泻心汤：半夏泻心汤加重炙甘草用量而成；重用甘草以调中补虚，重在和胃补中、降逆消痞。主要用于胃虚气结之痞证。以心下痞硬而满，干呕心烦，腹泻频作，完谷不化为辨证要点。

黄连汤：半夏泻心汤加黄连，黄芩易桂枝而成；偏于辛开，重在平调寒热，清上温下。主要用于胃热肠寒证。以腹痛欲呕为辨证要点。

第四章　清　热　剂

概要口诀

里热当用清热剂，热者寒之温者清；
气分血分脏腑热，实热虚热须辨明；
热证真假亦需辨，假热滋阴热自停；
药之轻重有讲究，凉药易吐温可行。

第一节　清气分热剂

白虎汤《伤寒论》

【组成】石膏君，知母臣，粳米佐，甘草炙佐使。

【功效】清热生津。

【方歌】阳明白虎辨非难，难在阳邪背恶寒；知六膏斤甘二两，米加六合服之安。

趣味记忆 白虎竟赶狮子。

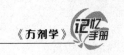

解释：白虎（汤） 粳（米） 甘（草） 石（膏） 知（母）。

方剂特点 辛甘大寒与苦寒滋润相伍，清热而不伤阴；又少佐甘温之品，令寒不伤中。

【注意事项】本方为治疗伤寒阳明经证，或温病气分热盛证之基础方。表证未解的无汗发热，口不渴者；血虚或气虚发热，脉洪不胜重按者；真寒假热的阴盛格阳证等，均忌用。

【附方】

白虎加人参汤《伤寒论》

【组成】知母，石膏，甘草炙，粳米，人参。

【功效】清热，益气，生津。

【方歌】服桂渴烦大汗倾，液亡肌腠涸阳明；膏斤知六参三两，二草六粳米热成。

趣味记忆 略。

白虎加桂枝汤《金匮要略》

【组成】知母，石膏，甘草炙，粳米，桂枝去皮。

【功效】清热，通络，和营卫。

【方歌】金匮白虎汤加桂，膏知粳甘桂枝汇；身热欲呕骨节痛，清热通络和营卫。

趣味记忆 略。

白虎加苍术汤《类证活人书》

【组成】知母，石膏，甘草炙，粳米，苍术。

【功效】清热祛湿。

【方歌】类证白虎苍术汤，膏知苍术粳米藏；湿温身重汗出多，清热祛湿之妙方。

趣味记忆　略。

竹叶石膏汤《伤寒论》

【组成】石膏（君），人参（臣），麦冬（臣），半夏（佐），竹叶（佐），粳米（佐），甘草炙（佐使）。

【功效】清热生津，益气和胃。

【方歌】竹叶石膏汤人参，麦冬半夏甘草承；再加粳米同煎服，清热益气津自生。

趣味记忆　主业是搞"卖炒虾米仁"。

解释：竹叶石膏（汤）　麦（冬）　（甘）草　（半）夏　（粳）米　人（参）。

方剂特点　辛甘大寒与甘寒甘温合法，清热与益气养阴并用，清而不寒，补而不滞。

【注意事项】本方为治疗热病后期，余热未清，气阴两伤证之常用方。内有痰湿，或阳虚发热者，均忌用。

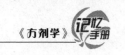

第二节 清营凉血剂

清营汤《温病条辨》

【组成】犀角（水牛角代）君，生地臣，麦冬臣，玄参臣，银花佐，连翘佐，竹叶心佐，黄连佐，丹参佐。

【功效】清营解毒，透热养阴。

【方歌】清营汤是鞠通方，热入心包营血伤；犀地银翘玄连竹，丹麦清热佐之良。

趣味记忆 清营西郊，乔丹选麦地经营珠帘。

解释：清营（汤） 犀角，（连）翘 丹（参） 玄（参） 麦（冬）（生）地 金银（花） 竹（叶）（黄）连。

方剂特点 辛苦甘寒相合，主以清营解毒，辅以养阴生津和透热转气，使营热透出气分而解。

【注意事项】本方为"透热转气"法之代表方。本方适用于舌绛而干者，舌白滑（挟湿之象）者忌用。

犀角地黄汤《外台秘要》

【组成】犀角屑（水牛角代）君，生地臣，芍药佐，丹皮佐。

【功效】清热解毒，凉血散瘀。

【方歌】犀角地黄芍药丹，血升胃热火邪干；斑黄阳毒皆可治，热入营血服之安。

西郊帝皇要牡丹。

解释： 犀角地黄（汤）（赤芍）药 牡丹（皮）。

方剂特点 咸苦与甘寒相配，清热与养阴并举，使热清血宁而无耗血之弊；凉血与散瘀共施，令凉血止血而无留瘀之患。

【注意事项】本方为治疗温热病热入血分证之基础方。气虚、阳虚之出血及脾胃虚弱者，均忌用。

第三节 清热解毒剂

黄连解毒汤《外台秘要》

【组成】黄连㉚，黄芩㉝，黄柏㉝，栀子㉟。

【功效】泻火解毒。

【方歌】黄连解毒柏栀芩，三焦火盛是主因；烦狂火热兼谵妄，吐衄发斑皆可平。

趣味记忆 黄连解读，黄芩直播。

解释： 黄连解毒（汤），黄芩 栀（子）（黄）柏。"黄连"和"黄芩"可以联想为人名。

方剂特点 苦寒直折，泻火解毒，上下兼顾，三焦俱清。

【注意事项】本方为"苦寒直折"法之代表方。本方为大苦大寒之剂，不可多服久服，以免伤及脾胃；非火毒炽盛或津液受损

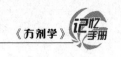

较重者，均不宜使用。

【附方】

泻心汤《金匮要略》

【组成】大黄，黄连，黄芩。

【功效】泻火解毒，燥湿泄痞。

【方歌】泻心汤将心火降，芩连大黄热邪荡；吐衄皆因血妄行，解毒燥湿疗痈疮。

趣味记忆 写信打脸皇亲。

解释：泻心（汤）大（黄）（黄）连 黄芩。

凉膈散《太平惠民和剂局方》

【组成】连翘^君，大黄^臣，芒硝^臣，黄芩^佐，栀子^佐，薄荷叶^佐，竹叶^佐，甘草^{佐使}，白蜜^{佐使}。

【功效】泻火通便，清上泄下。

【方歌】凉膈硝黄栀子翘，黄芩甘草薄荷饶；再加竹叶调蜂蜜，中焦燥实服之消。

趣味记忆 两个大伯亲自忙，敲干竹叶。

解释：凉膈（散）大（黄）薄（荷）（黄）芩（栀）子 芒（硝），(连）翘 甘（草）竹叶。

方剂特点 清上泻下，以泻代清，上病下取。

【注意事项】本方为治疗上中二焦火热证之常用方。本方性偏寒，脾胃虚寒者慎用。

普济消毒饮《东垣试效方》

【组成】黄连君，黄芩君，升麻臣，柴胡臣，牛蒡子佐，连翘佐，白僵蚕炒佐，玄参佐，马勃佐，板蓝根佐，桔梗佐，陈皮佐，人参佐，甘草佐使。

【功效】清热解毒，疏风散邪。

【方歌】普济消毒蒡芩连，甘桔蓝根勃翘玄；升柴陈薄僵蚕入，大头瘟毒服之痊。

趣味记忆 普济小赌选麻将敢胡，陈伯接连翘班帮亲人。

解释： 普济消毒（饮） 玄（参） （升）麻 僵（蚕） 甘（草） （柴）胡，陈（皮） （马）勃 桔（梗） （黄）连 （连）翘 板（蓝根） （牛）蒡（子） （黄）芩 人（参）。"普济"可联想为人名。

方剂特点 苦寒清泻与辛凉升散合法，清疏并用，升降共施，相反相成，火郁发之。

【注意事项】本方为治疗大头瘟之代表方。本方多苦寒辛散之品，素体阴虚及脾胃虚寒者均应慎用。

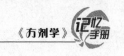

第四节　气血两清剂

清瘟败毒饮 《疫疹一得》

【组成】石膏（君），犀角（水牛角代）（臣），黄连（臣），黄芩（臣），丹皮（臣），栀子（臣），赤芍（臣），生地（臣），知母（臣），连翘（佐），玄参（佐），竹叶（佐），桔梗（使），甘草（使）。

【功效】清热解毒，凉血泻火。

【方歌】清瘟败毒地连芩，丹膏栀草竹叶寻；犀角玄翘知芍桔，清热解毒亦滋阴。

趣味记忆　请问百度，乔丹也要练琴？姐只知选实习生干。

解释：清瘟败毒（饮），（连）翘　丹（皮）（竹）叶　（赤芍）药　（黄）连　（黄）芩？桔（梗）栀（子）　知（母）玄（参）　石（膏）　犀（角）　生（地）甘（草）。

方剂特点　白虎汤、犀角地黄汤、黄连解毒汤三方合法，主以甘寒大清气分，辅以泻火解毒和凉血救阴。

【注意事项】本方为治疗瘟疫热毒，气血两燔之代表方。方中多大寒之品，易损人阳气，故素体阳虚及脾胃虚寒者均忌用。

【附方】

化斑汤 《温病条辨》

【组成】石膏，知母，甘草，玄参，犀角，白粳米。

【功效】清气凉血。

【方歌】化斑汤由白虎变，膏知米甘玄犀念；凉血解毒燔热清，热躁斑疹可除焉。

趣味记忆 花斑白虎选西郊。

解释：化斑（汤）　白虎（汤）　玄（参）　犀角。

第五节　清脏腑热剂

导赤散《小儿药证直诀》

【组成】生地君，木通君，竹叶臣，甘草梢佐使。

【功效】清心利水养阴。

【方歌】导赤生地与木通，草梢竹叶四味同；口糜淋痛小肠火，引热渗入小便中。

趣味记忆 盗吃桶底猪肝。

解释：导赤（散）（木）通　（生）地　竹（叶）甘（草）。

方剂特点 甘寒与苦寒相配，滋阴不恋邪，利水不伤阴，泻火不伐胃。

【注意事项】本方为治疗心经火热证之常用方。本方偏寒，脾胃虚寒者慎用。

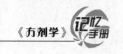

【附方】

清心莲子饮《太平惠民和剂局方》

【组成】黄芩，麦冬，地骨皮，车前子，甘草_炙，石莲肉，白茯苓，黄芪_炙，人参。

【功效】清心火，益气阴，止淋浊。

【方歌】清心莲子石莲参，地骨黄芩白茯苓；芪草麦冬车前子，躁烦消渴及崩淋。

趣味记忆 清心莲子神奇，草地车夫勤买。

解释：清心莲子（饮）（人）参 （黄）芪，（甘）草 地（骨皮） 车（前子）（白）茯（苓）（黄）芩 麦（冬）。

龙胆泻肝汤《医方集解》

【组成】龙胆草_{酒炒}君，黄芩_炒臣，山栀子_{酒炒}臣，泽泻佐，木通佐，车前子佐，当归_{酒洗}佐，生地黄_{酒炒}佐，柴胡佐，甘草_{佐使}。

【功效】清泻肝胆实火，清利肝经湿热。

【方歌】龙胆泻肝栀芩柴，木通车前泽泻偕；生地甘草当归合，肝经湿热力能排。

趣味记忆 龙胆卸干柴草，责黄山当地通车。

解释：龙胆泻肝（汤） 柴（胡）（甘）草，泽（泻） 黄（芩） 山（栀子） 当（归）（生）地 （木）通 车（前子）。

方剂特点 清肝胆实火与利肝经湿热并行；清泻渗利之中具滋阴养血之功；苦寒降泄之时寓条达肝气之效。

【**注意事项**】本方为治疗肝胆实火上炎或肝经湿热下注之常用方。方中多苦寒之品，易伤脾胃，不宜多服久服；脾胃虚寒者慎用。

【附方】

泻青丸《小儿药证直诀》

【**组成**】当归_焙，龙脑_焙，川芎，山栀子仁，大黄_煨，羌活，防风_焙。

【**功效**】清肝泻火。

【**方歌**】泻青丸用龙脑栀，导热下行大黄施；羌防升散芎归养，泻火养肝不宜迟。

趣味记忆 谢青只抢龙脑，将军当归防熊。

解释：泻青（丸） 栀（子） 羌（活） 龙脑，将军 当归 防（风）（川）芎。"谢青"可联想为人名；"龙脑"即冰片；"将军"即大黄。

当归龙荟丸《黄帝素问宣明论方》

【**组成**】当归_焙，龙胆草，栀子，黄连，黄柏，黄芩，大黄，芦荟，青黛，木香，麝香，生姜，炼蜜。

【**功效**】清泻肝胆实火。

【**方歌**】当归龙荟用四黄，栀子木香与麝香；和蜜为丸加青黛，肝胆实火悉能攘。

趣味记忆 当归龙荟之母秘请大伯涉江练琴。

解释：当归 龙（胆）（芦）荟（丸） 栀（子） 木

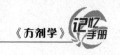

（香）（炼）蜜　青（黛）　大（黄）（黄）柏　麝（香）
（生）姜　黄连　（黄）芩。

左金丸 《丹溪心法》

【组成】黄连君，吴茱萸佐使。

【功效】清泻肝火，降逆止呕。

【方歌】左金连萸六一丸，肝经火郁吐吞酸；再加芍药名戊己，热泄热痢服之安。

趣味记忆　左金玩竹帘。

解释：左金丸　（吴）茱（萸）（黄）连。

方剂特点　辛开苦降，寒热并投，主以苦寒；肝胃同治，主以清泻肝火；泻火而不凉遏，温降而不助热。

【注意事项】本方为治疗肝火犯胃，肝胃不和证之常用方。方中黄连与吴茱萸用量比例为6：1。脾胃虚寒所致食积吞酸者忌用。

【附方】

戊己丸 《太平惠民和剂局方》

【组成】黄连，吴茱萸炒，白芍。

【功效】疏肝理脾，清热和胃。

【方歌】戊己丸按左金记，黄连茱萸芍药起；胃痛吞酸见良效，专治泄痢痛在脐。

趣味记忆　无忌要竹帘。

解释：戊己（丸）（白芍）药　（吴）茱（萸）（黄）连。

"无忌"可联想为人名（张无忌）。

泻白散 《小儿药证直诀》

【组成】桑白皮 炒 **君**，地骨皮 **臣**，甘草 炙 **佐使**，粳米 **佐使**。

【功效】清泻肺热，止咳平喘。

【方歌】泻白甘草地骨皮，桑皮再加粳米宜；泻肺清热平咳喘，又可和中与健脾。

趣味记忆 谢白敢吵白骨精。

解释：泻白（散） 甘草 （桑）白（皮） （地）骨（皮）粳（米）。"谢白"可联想为人名。

方剂特点 主以甘寒清降肺热，清中有润，泻中寓补，培土生金。

【注意事项】本方为治疗肺有伏火，郁热喘咳之常用方。风寒咳嗽及肺虚喘咳者，均不宜使用。

【附方】

葶苈大枣泻肺汤 《金匮要略》

【组成】葶苈子 熬，大枣。

【功效】泻肺行水，下气平喘。

【方歌】葶苈大枣亦泻肺，面目浮肿胸满配；肺痈支饮须把握，行水祛痰喘咳没。

趣味记忆 略。

黄芩泻白散 《症因脉治》

【组成】黄芩，桑白皮，地骨皮，甘草。

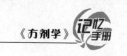

【功效】清泻肺热。

【方歌】黄芩泻白地骨皮，加入桑皮芩草里；清泻肺热是良剂，热伏肺中喘咳医。

趣味记忆 皇亲谢白，亲赏骨干。

解释：黄芩泻白（散),（黄）芩 桑（白皮）（地）骨（皮） 甘（草）。

清胃散《脾胃论》

【组成】黄连君，升麻臣使，丹皮臣，生地佐，当归身佐。

【功效】清胃凉血。

【方歌】清胃散中升麻连，当归生地丹皮全；或加石膏泻胃火，可治吐衄与牙宣。

趣味记忆 卿卫生母当皇帝。

解释：清胃（散） 升（麻） 牡（丹皮） 当（归） 黄（连）（生）地。"卿卫"可联想为人名，姓卿名卫。

方剂特点 降升并用，清凉同施；泻中寓补，降中有升，火郁发之。

【注意事项】本方为治疗胃火牙痛之常用方。风寒及虚火牙痛者，均不宜使用。

【附方】

泻黄散《小儿药证直诀》

【组成】藿香叶，山栀仁，石膏，甘草，防风焙，蜜，酒。

【功效】泻脾胃伏火。

【方歌】泻黄甘草与防风，石膏栀子藿香充；炒香蜜酒调和服，胃热口疮并见功。

趣味记忆 谢黄搞山货，蜜酒防风干。

解释： 泻黄（散）（石）膏 山（栀）藿（香叶），蜜酒 防风 甘（草）。

玉女煎《景岳全书》

【组成】石膏（君)，熟地(臣)，知母(佐)，麦冬(佐)，牛膝(佐使)。

【功效】清胃热，滋肾阴。

【方歌】玉女煎用熟地黄，膏知牛膝麦冬襄；肾虚胃火相为病，牙痛齿衄宜煎尝。

趣味记忆 玉女麦地十只牛，（清胃滋阴不发愁）。

解释： 玉女（煎）麦（冬）（熟)地 石（膏）知（母)牛（膝）。

方剂特点 清热与滋阴并进，胃肾同治，主以清胃；泻实补虚，引热下行。

【注意事项】本方为治疗胃热阴虚所致牙痛之常用方。脾胃阳虚者不宜使用。

芍药汤《素问病机气宜保命集》

【组成】黄芩（君)，黄连（君)，芍药(臣)，当归(臣)，木香(臣)，槟榔(臣)，

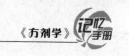

大黄[佐]，肉桂[佐]，甘草[炙][佐使]。

【功效】清热燥湿，调和气血。

【方歌】芍药汤内用槟黄，芩连归桂甘草香；重在调气兼行血，里急便脓服之康。

趣味记忆 烧窑炒肉，秦香莲当大兵。

解释：芍药（汤）（甘）草 肉（桂），（黄）芩 （木）香（黄）连 当（归） 大（黄） 槟（榔）。

方剂特点 寒热并用，主以苦寒燥湿，辅以调气和血，佐以导热下行，并寓"通因通用"之法。

【注意事项】本方为治疗湿热痢疾之常用方。痢疾初起有表证及虚寒性下痢者，均不宜使用。

【附方】

香连丸《太平惠民合剂局方》

【组成】黄连[炒]，木香。

【功效】清热燥湿，行气化滞。

【方歌】香连相合热痢治，功善清热与化湿；又能行气与止痛，腹痛里急泄泻止。

趣味记忆 香莲想黄莲。

解释：香连（丸）（木）香 黄连。

黄芩汤《伤寒论》

【组成】黄芩，芍药，甘草[炙]，大枣。

【功效】清热止利，和中止痛。

【方歌】黄芩汤治太少利，腹痛急迫脉弦细；黄芩白芍甘草枣，清热和阴平肝逆。

趣味记忆 皇亲找草药。

解释：黄芩（汤）（大）枣（甘）草（芍）药。

白头翁汤《伤寒论》

【组成】白头翁君，黄连臣，黄柏臣，秦皮佐使。

【功效】清热解毒，凉血止痢。

【方歌】白头翁治热毒痢，黄连黄柏佐秦皮；清热解毒并凉血，赤多白少脓血医。

趣味记忆 白头翁练剥皮。

解释：白头翁（汤）（黄）连（黄）柏（秦）皮。

方剂特点 苦寒与清燥合法，主以清热解毒凉血，兼以收涩止痢。

【注意事项】本方为治疗热毒痢疾之常用方。脾胃虚寒者慎用。

【附方】

白头翁加甘草阿胶汤《金匮要略》

【组成】白头翁，黄连，柏皮，秦皮，甘草，阿胶。

【功效】清热解毒，凉血止痢，养血和中。

【方歌】白头翁加草阿胶，黄连柏皮秦皮要；清热止痢兼养血，血虚热痢服之效。

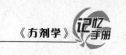

趣味记忆 白头翁家炒阿胶，勤练剥（驴）皮。

解释： 白头翁加（甘）草 阿胶（汤），秦（皮）（黄）连 柏皮。可以联想：阿胶由驴皮熬制，故需要勤快练习剥皮。

第六节 清虚热剂

青蒿鳖甲汤《温病条辨》

【组成】鳖甲^君，青蒿^君，生地^臣，知母^臣，牡丹皮^佐。

【功效】养阴透热。

【方歌】青蒿鳖甲知地丹，热伏阴分此方攀；夜热早凉无汗出，养阴透热服之安。

趣味记忆 晴好别家，生母知。

解释： 青蒿鳖甲（汤），生（地） 牡（丹皮） 知（母）。

方剂特点 滋清相伍，滋中有清，清中有透，先入后出；邪正兼顾，清热而不伤阴，滋阴而不恋邪。

【注意事项】本方为治疗阴虚发热之常用方。温病初期或阴虚欲动风抽搐者，均不宜使用。

074

清骨散《证治准绳》

【组成】银柴胡**君**，知母**臣**，胡黄连**臣**，地骨皮**臣**，秦艽**佐**，青蒿**佐**，鳖甲**醋炙佐**，甘草**使**。

【功效】清虚热，退骨蒸。

【方歌】清骨散主银柴胡，胡连秦艽鳖甲辅；地骨青蒿知母草，骨蒸劳热一并除。

趣味记忆 磬鼓二胡吵，贾母教鼓号。

解释：清骨（散）二胡（甘）草，（鳖）甲（知）母（秦）艽（地）骨（皮）（青）蒿。"二胡"即银柴胡和胡黄连。

方剂特点 集退热除蒸之品，重在清透伏热以治标，兼顾滋养阴液以治本。

【注意事项】本方为治疗肝肾阴虚，虚火内扰证之常用方。若阴虚甚，潮热轻者，则不宜使用。

【附方】

秦艽鳖甲散《卫生宝鉴》

【组成】柴胡，鳖甲**炙**，地骨皮，秦艽，当归，知母，青蒿，乌梅。

【功效】清热除蒸，滋阴养血。

【方歌】秦艽鳖甲治风劳，地骨柴胡及青蒿；当归知母乌梅合，止嗽除蒸敛汗超。

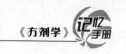

> **趣味记忆** 秦艽别家，只采当地青梅。
>
> **解释**：秦艽鳖甲（散），知（母） 柴（胡） 当（归） 地（骨皮） 青（蒿）（乌）梅。"秦艽"可联想为人名；别家即"离别家"。

当归六黄汤《兰室秘藏》

【组成】当归君，生地君，熟地君，黄连臣，黄芩臣，黄柏臣，黄芪臣佐。

【功效】滋阴泻火，固表止汗。

【方歌】火炎汗出六黄汤，归柏芩连二地黄；倍用黄芪为固表，滋阴清热敛汗强。

趣味记忆 当归留岐伯二弟练琴。

解释：当归六（黄汤）（黄）芪 （黄）柏 二地 （黄）连 （黄）芩。"二地"即生地和熟地。"当归"可联想为人名。

方剂特点 滋阴养血与坚阴泻火并施，辅以益气固表，标本兼顾。

【注意事项】本方为治疗阴虚火旺所致盗汗之常用方。本方养阴泻火之力强，脾胃虚寒者不宜使用。

『类方比较记忆』

白虎汤 - 竹叶石膏汤

相同点：均具有清热生津之功，适用于温病热入气分证。均可见身热，汗出，口渴，脉数等临证表现。

不同点：

白虎汤：石膏配知母，相须为用，清热生津力强，为清气分热之代表方，属大寒之剂。主要用于伤寒化热内传阳明经，或温病热入气分等正实邪盛证。以身大热，口大渴，汗大出，脉洪大为辨证要点。

竹叶石膏汤：既有石膏清热除烦，又有人参、麦冬益气生津，半夏和胃止呕，清补并用，以清为主，属清补之剂。主要用于热入气分，气津两伤，胃气不和证。以身热多汗，气逆欲呕，烦渴喜饮，舌红少津，脉虚数为辨证要点。

清营汤 - 犀角地黄汤

相同点：皆以犀角、生地为主，均具有清心解毒、清营凉血之功，适用于热入营血证。均可见身热，心烦，谵语，舌绛等临证表现。

不同点：

清营汤：以凉血之犀角、地黄等配轻清宣透之银花、连翘等组成，重在清营解毒，并能透热转气，属清营透热之剂。主要用于热邪初入营分尚未动血证。以身热夜甚，神烦少寐，斑疹隐隐，舌绛而干，脉数为辨证要点。

犀角地黄汤：犀角、地黄配芍药、丹皮，重在凉血止血，兼能活血散瘀，属凉血散血之剂。主要用于热入血分而见耗血、动血证。以各种失血，斑色紫黑，神昏谵语，身热，舌绛为辨证要点。

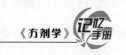

黄连解毒汤 - 泻心汤

相同点：方中皆以苦寒之黄连和黄芩为主，均具有泻火解毒和燥湿之功，适用于实火热毒及湿热证。均可见烦热口渴，热病吐血、衄血，外科疮疡，湿热黄疸，小便黄赤，舌红苔黄，脉数等临证表现。

不同点：

黄连解毒汤：配黄柏、栀子清热泻火，使热从小便而出，体现"苦寒直折"之法。主要用于火毒充斥三焦证。以大热烦躁，口燥咽干，舌红苔黄，脉数有力为辨证要点。

泻心汤：配大黄泻火消痞，使热从大便而去，体现"以泻代清"之法。主要用于热壅心下之痞证，以及火热迫血妄行之吐血衄血。以胸痞烦热，吐衄，大便干结，舌苔黄腻为辨证要点。

普济消毒饮 - 清瘟败毒饮

相同点：皆含黄芩、黄连和连翘等寒凉之品，均具有清热解毒之功，适用于实热证。均可见发热，舌燥口渴，头痛，舌红，脉数等临证表现。

不同点：

普济消毒饮：主以苦寒之黄芩、黄连，配以辛散之升麻、柴胡，伍以辛凉之牛蒡子、连翘等，重在清泻头面热毒，兼具疏风散热之功，且寓"火郁发之"之意，共成清热解毒之剂。主要用于大头瘟。以头面红肿焮痛，恶寒发热，舌红苔白兼黄，脉浮数为辨证要点。

清瘟败毒饮：以白虎汤、黄连解毒汤和犀角地黄汤三方合法，共奏清热解毒、凉血泻火之功，达成气血两清之剂。主要用于瘟疫热毒，气血两燔证。以大热渴饮，头痛如劈，干呕狂躁，谵语神昏，或吐衄发斑，舌绛唇焦，脉数为辨证要点。

泻白散－麻杏甘石汤

相同点：均具有清肺泄热，平喘止咳之功，适用于肺热咳喘。均可见咳嗽，气喘，身热，苔黄，脉数等临证表现。

不同点：

泻白散：主以甘寒之桑白皮与地骨皮，重在清热泻肺；佐以炙甘草和粳米，培土生金，功能清泻肺热、平喘止咳，重在清泻肺中伏火。主要用于肺有伏火，耗伤肺津所致喘咳。以咳嗽气喘，皮肤蒸热，日晡尤甚，舌红苔黄，脉细数为辨证要点。

麻杏甘石汤：主以辛温之麻黄与甘寒之石膏，功能辛凉疏表、清热平喘，重在清宣肺热，兼能疏散表邪。主要用于风热袭肺或风寒郁而化热所致咳喘。以发热，喘咳，苔黄，脉数为辨证要点。

清胃散－玉女煎

相同点：均具有清胃泻火之功，适用于胃火炽盛所致牙痛和牙衄。均可见牙痛或牙衄，口干舌燥，舌红苔黄，脉数等临证表现。

不同点：

清胃散：泻火之黄连与凉血之生地、丹皮并用，功专清胃凉血，其泻火力强，为苦寒之剂。主要用于胃有积热，循经上攻所致的牙痛、牙衄。以牙痛牵引头痛，口气热臭，舌红苔黄，脉滑数为辨证要点。

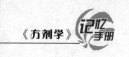

玉女煎：泻火之石膏与滋肾之熟地并用，功专清胃热且能滋肾阴，虚实并治，为清润之剂。主要用于胃火过旺而肾水不足，虚实之火循经上炎所致的牙痛、牙衄。以牙痛齿松，烦热干渴，舌红苔黄而干为辨证要点。

芍药汤 - 白头翁汤

相同点： 均具有清热燥湿止痢之功，适用于热性痢疾。均可见下痢赤白，里急后重，肛门灼热，舌苔黄腻，脉弦数等临证表现。

不同点：

芍药汤：以白芍配黄连为主，功专清热燥湿，兼能调和气血，泻下积滞，是"通因通用"的代表方。主要用于湿热痢疾。以下痢赤白，腹痛里急，苔腻微黄为辨证要点。

白头翁汤：以白头翁配黄连为主，功能清热解毒，凉血止痢。主要用于热毒血痢。以下痢赤多白少，腹痛，里急后重，舌红苔黄，脉弦数为辨证要点。

青蒿鳖甲汤 - 清骨散

相同点： 皆为清虚热剂，均具有养阴清热之功，适用于热病后期，邪留阴分，阴液已伤之阴虚发热证。均可见午后潮热或夜间发热，舌红少苔，脉细数等临证表现。

不同点：

青蒿鳖甲汤：以青蒿、鳖甲"先入后出"，配伍生地、知母，养阴与透热并进。主要用于热病伤阴，邪留阴分证。以夜热早凉，热退无汗，舌红少苔，脉细数为辨证要点。

清骨散：集银柴胡、胡黄连、秦艽、地骨皮、青蒿等退热除蒸之品于一方，重在清透伏热以治标，配鳖甲、知母兼顾养阴液以治本，为治骨蒸劳热之专用方。主要用于肝肾阴虚，虚火内扰证。以骨蒸潮热，形瘦盗汗，舌红少苔，脉细数为辨证要点。

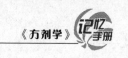

第五章 祛暑剂

概要口诀

暑邪致病有时令，后夏至日暑邪行；

暑性炎热且通心，里热亢盛扰神明；

伤津耗气多夹湿，解表益气利湿定；

本证兼证应注意，主次轻重须分清；

暑重于湿少温燥，湿重于暑甘寒轻。

第一节 祛暑解表剂

香薷散 《太平惠民和剂局方》

【组成】香薷^君，厚朴_炙^臣，白扁豆_炒^佐，酒^使。

【功效】祛暑解表，化湿和中。

【方歌】三物香薷豆朴先，散寒化湿功效兼；若益银翘易豆花，新加香薷祛暑煎。

趣味记忆 酒后逗相如。

解释： 酒　厚（朴）　（白扁）豆　香薷（散）。"相如"可联想为蔺相如。

方剂特点 祛暑解表与化湿和中并举，健脾与行气同用。

【注意事项】本方为治疗阴暑之常用方。表虚有汗或阳暑者，均不宜使用。

> **【附方】**
>
> ## 新加香薷饮《温病条辨》
>
> 【组成】香薷，金银花，鲜扁豆花，厚朴，连翘。
>
> 【功效】祛暑解表，清热化湿。
>
> 【方歌】参见"香薷散"。
>
> 趣味记忆 新家乡，银联普遍。
>
> **解释：** 新加香（薷饮），银（花）　连（翘）　（厚）朴　（鲜）扁（豆花）。

第二节　祛暑利湿剂

六一散《黄帝素问宣明论方》

【组成】滑石**君**，甘草**臣**。

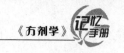

【功效】清暑利湿。

【方歌】六一滑石同甘草,解肌行水兼清燥;统治表里及三焦,热渴暑烦泻痢保。

趣味记忆 六一(节)滑草。

解释:六一(散) 滑(石)(甘)草。

方剂特点 清热渗利并行,清热而不留湿,利水而不伤阴。

【注意事项】本方为治疗暑湿证之基础方。阴虚或津伤者,或内无湿热者,均忌用。

【附方】

益元散《奇效良方》

【组成】辰砂,滑石,甘草。

【功效】清暑利湿,镇心安神。

【方歌】益元散从六一化,滑石甘草加辰砂;烦渴心悸暑湿证,清暑利湿效堪夸。

趣味记忆 一元滑沙草。

解释:益元(散) 滑(石)(辰)砂 (甘)草。

碧玉散《黄帝素问宣明论方》

【组成】滑石,甘草,青黛。

【功效】清暑利湿,凉肝解毒。

【方歌】碧玉散从六一来,滑石甘草加青黛;暑湿兼有肝胆热,目赤咽痛服之瘥。

趣味记忆 碧玉请滑草。

解释：碧玉（散） 青（黛） 滑（石）（甘）草。

鸡苏散 《黄帝素问宣明论方》

【组成】滑石，甘草，薄荷叶。

【功效】清暑利湿，疏风散热。

【方歌】鸡苏散中滑石重，薄荷甘草共煎用；暑湿风热咳不爽，热渴尿涩头胀痛。

趣味记忆 纪叔不滑草。

解释：鸡苏（散） 薄（荷） 滑（石）（甘）草。

桂苓甘露散 《黄帝素问宣明论方》

【组成】滑石君，石膏臣，寒水石臣，泽泻佐，茯苓佐，猪苓佐，白术佐，肉桂佐，甘草炙佐使。

【功效】清暑解热，化气利湿。

【方歌】桂苓甘露猪苓膏，术泽寒水滑石草；清暑泄热又利湿，发热烦渴一并消。

趣味记忆 桂苓赶路，嘱咐三石炒蟹肉。

解释：桂苓甘露（散），猪（苓） 茯（苓） 三石 （甘）草 （泽）泻 肉（桂）。"三石"即滑石、石膏和寒水石。

方剂特点 甘寒淡渗合法，清利并举；温化渗利同施，邪正兼顾。

【注意事项】本方为治疗暑湿证之常用方。凡伤暑轻证或津气大伤者，均不宜使用。

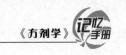

第三节　祛暑益气剂

清暑益气汤《温热经纬》

【组成】西瓜翠衣（君），西洋参（君），荷梗（臣），石斛（臣），麦冬（臣），黄连（佐），知母（佐），竹叶（佐），粳米（佐使），甘草（佐使）。

【功效】清暑益气，养阴生津。

【方歌】王氏清暑益气汤，善治中暑气阴伤；洋参冬斛荷瓜翠，连竹知母甘粳襄。

趣味记忆 请叔一起和崔母、叶婶操练卖米糊。

解释：清暑益气（汤）　荷（梗）　（西瓜）翠（衣）　（知）母、（竹）叶　（西洋）参　（甘）草　（黄）连　麦（冬）　（粳）米　（石）斛。

方剂特点 清暑热与补气阴并用，清热而不伤阴，补虚而不恋邪，邪正兼顾。

【注意事项】本方为治疗暑热气津两伤证之常用方。暑病挟湿者不宜使用。

> 【附方】
>
> ### 清暑益气汤《内外伤辨惑论》
>
> 【组成】黄芪，苍术，升麻，人参，白术，橘皮，神曲（炒），泽泻，甘草（炙），黄柏（酒浸），当归身，麦冬，青皮，葛根，五味子。

【功效】清暑益气，除湿健脾。

【方歌】东垣清暑益气汤，参芪归术加草苍；升葛泽曲麦味合，青陈黄柏共成方。

趣味记忆 东垣请叔一起跟白婶卸青橘，岐伯甘为苍生卖神龟。

解释：东垣清暑益气（汤）（葛）根　白（术）（人）参　（泽）泻　青（皮）橘（皮），（黄）芪　（黄）柏　甘（草）（五）味（子）　苍（术）　升（麻）　麦（冬）神（曲）（当）归（身）。东垣可联想为李东垣。

『类方比较记忆』

香薷散 - 清暑益气汤

相同点：均具有祛除暑邪之功，适用于暑湿伤中证。均可见身热头痛，胸脘痞闷，不思饮食等临证表现。

不同点：

香薷散：以辛温发散的香薷为君，为祛暑解表剂，除祛暑作用外，还有发散表寒、祛除里湿的作用。主要用于夏月乘凉饮冷，外感风寒，内伤于湿所致之阴暑。以恶寒发热，头痛身痛，无汗，胸脘痞闷，舌苔白腻，脉浮为辨证要点。

清暑益气汤：以清热解暑之西瓜翠衣、益气生津之西洋参为君，为祛暑益气剂，除祛暑作用外，还有益气生津之功。主要用于暑热气津两伤证。以身热汗多，口渴心烦，小便短赤，体倦少气，脉虚数为辨证要点。

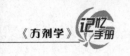

新加香薷饮 - 桂苓甘露散

相同点：均具有清热祛暑利湿之功，适用于感暑夹湿证。均可见发热头痛，口渴，纳呆，胸脘痞闷，舌苔白腻等临证表现。

不同点：

新加香薷饮：含辛温发散之香薷，除能祛暑清热利湿外，还具解表之功。主要用于暑温夹湿，复感外寒证。以发热恶寒，头痛无汗，口渴面赤，胸闷不舒，苔腻为辨证要点。

桂苓甘露散：含大寒之滑石、石膏、寒水石，清热作用较强，但无解表之功。主要用于中暑受热，水湿内停所致之暑湿证。以发热头痛，烦渴引饮，小便不利为辨证要点。

王氏清暑益气汤 - 竹叶石膏汤

相同点：均具有清解暑热、益气生津之功，适用于外感暑热，气津两伤证。均可见身热汗多，口渴心烦，体倦少气，脉虚数等临证表现。

不同点：

王氏清暑益气汤：主以西瓜翠衣、西洋参、荷梗等药，其清暑养阴生津之力较强，属于祛暑剂。主要用于感受暑热，气津两伤证。以身热汗多，口渴心烦，小便短赤，体倦少气，脉虚数为辨证要点。

竹叶石膏汤：由白虎汤去知母，加竹叶、人参、麦冬、半夏组成，其清热和胃之效偏强，而解暑之力不足，属于清热剂。主要用于热病之后，余热未尽，气阴两伤之呕逆虚烦者。以身热多汗，气逆欲呕，舌红少津，脉虚数为辨证要点。

王氏清暑益气汤 - 李氏清暑益气汤

相同点：均具有清暑益气之功，适用于暑病兼气虚证。均可见身热汗多，肢体困倦，口渴，小便短赤，脉虚数等临证表现。

不同点：

王氏清暑益气汤：由清暑药与益气药组成，除清暑益气作用外，重在养阴生津，其清暑热力强，而无燥湿之功。主要用于暑热伤津耗气证，但不宜用于暑热挟湿证。以身热汗多，口渴心烦，小便短赤，体倦少气，脉虚数为辨证要点。

李氏清暑益气汤：由补中益气汤加减而成，虽名清暑益气汤，但清暑生津之力不强，重在健脾燥湿。主要用于元气本虚，伤于暑湿证。以身热汗多，四肢困倦，食少，胸满，大便溏薄，苔腻为辨证要点。

第六章　温里剂

概要口诀

温里用于里寒证，温中回阳和温经；

素体阳虚多补益，补气养血据病情；

温燥之品易伤阴，寒热真假要辨清。

第一节　温中祛寒剂

理中丸《伤寒论》

【组成】干姜（君），人参（臣），白术（佐），甘草（佐使）。

【功效】温中祛寒，补气健脾。

【方歌】理中丸主温中阳，人参白术草干姜；呕利腹痛阴寒盛，或加附子更扶阳。

趣味记忆　李忠敢讲曹主任。

解释：理中（丸）　干姜　（甘）草　（白）术　人（参）。

方剂特点 辛热甘苦配伍，温补并用，以温为主，补中寓燥，以适脾性。

【注意事项】本方为治疗脾胃虚寒证之基础方。当温水送服，药后可饮适量热粥，以助药力。阴虚内热者忌用；阳虚失血、阴血亏虚者慎用。

【附方】

附子理中丸 《太平惠民和剂局方》

【组成】附子炮，干姜炮，人参，白术，甘草炙。

【功效】温阳祛寒，补气健脾。

【方歌】附子理中用干姜，参术甘草蜜丸尝；呕利腹痛阴寒盛，温脾之时温肾阳。

趣味记忆 李忠（敢讲曹主任），服之。

解释：理中（丸），附子。

桂枝人参汤 《伤寒论》

【组成】桂枝，人参，干姜炮，白术，甘草炙。

【功效】温中补虚，解表散寒。

【方歌】人参汤即理中汤，加桂后煎痞利尝；桂草方中皆四两，同行三两术参姜。

趣味记忆 桂枝＋理中汤。

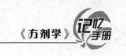

小建中汤《伤寒论》

【组成】饴糖_君，桂枝_臣，白芍_臣，生姜_佐，大枣_佐，甘草_{佐使}。

【功效】温中补虚，和里缓急。

【方歌】小建中汤君饴糖，方含桂枝加芍汤；温中补虚和缓急，虚劳里急腹痛康。

趣味记忆 小建议：桂枝（背）芍药。

解释： 小建（中汤）饴（糖）：桂枝（倍）芍药。"桂枝"可联想为人名。

方剂特点 辛甘化阳，酸甘化阴，调和阴阳；重用甘温质润，温中补虚，抑木缓急。

【注意事项】本方为治疗中焦虚寒，肝脾失调，阴阳不和证之常用方。先将药物水煎取汁，然后兑入饴糖，文火加热熔化，分两次温服。呕家，中满者及阴虚发热者，均不宜使用；脾虚停湿及吐蛔者，均忌用。

【附方】

黄芪建中汤《金匮要略》

【组成】黄芪，饴糖，桂枝，白芍，生姜，大枣，甘草_炙。

【功效】温中补虚，和里缓急。

【方歌】黄芪建中也用糖，桂芍草枣合生姜；调理阴阳缓肝急，虚寒腹痛是良方。

趣味记忆 略。

当归建中汤《千金翼方》

【组成】当归，饴糖，桂心，白芍，生姜，大枣，甘草炙。

【功效】温补气血，缓急止痛。

【方歌】当归建中血虚急，小建中汤加归齐；不论男女腹中痛，适证应用效神奇。

趣味记忆 略。

大建中汤《金匮要略》

【组成】蜀椒炒君，干姜臣，饴糖臣，人参佐。

【功效】温中补虚，缓急止痛。

【方歌】大建中汤建中阳，蜀椒干姜参饴糖；阴盛阳虚腹冷痛，温补中焦止痛强。

趣味记忆 大建中叔叫任婶讲一堂（课）。

解释：大建中（汤）蜀椒 人参 （干）姜 饴糖

方剂特点 纯用辛甘，温补兼施，温中以散阴寒，补虚以建中阳，以温为主。

【注意事项】本方为治疗虚寒腹痛重证之代表方。饴糖用法同"小建中汤"。本方应温服，服后饮粥及温覆，腹中感温则止。湿热内结、湿热积滞及阴虚血热腹痛者，均忌用。

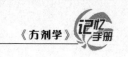

吴茱萸汤《伤寒论》

【组成】吴茱萸^君，生姜^臣，人参^佐，大枣^{佐使}。

【功效】温中补虚，降逆止呕。

【方歌】吴茱萸汤重用姜，人参大枣共煎尝；厥阴头痛胃寒呕，温中补虚降逆良。

趣味记忆 吴茱萸找参姜。

解释：吴茱萸（汤）（大）枣 （人）参 （生）姜。"吴茱萸"可联想为人名。

方剂特点 肝肾胃同治，温降补并施，以温降为重。

【注意事项】本方为治疗肝胃肾三脏虚寒，浊阴上逆证之常用方。吴茱萸辛苦辛热，凡阴虚内热者、脾胃湿热者及肝胃郁热者，均忌用。吴茱萸有小毒，用量不宜过重。

第二节 回阳救逆剂

四逆汤《伤寒论》

【组成】附子^君，干姜^臣，甘草^炙。

【功效】回阳救逆。

【方歌】四逆汤中附草姜，四肢厥冷急煎尝；腹痛吐泻脉微细，急投此方可回阳。倍加干姜名通脉，温阳守中血脉畅。

趣味记忆 四倪父子炒干姜。

解释： 四逆（汤） 附子 （甘）草 干姜。"四倪"可联想为人名。

方剂特点 大辛大热以救元阳，少佐甘缓以防阳耗。

【注意事项】本方为治疗心肾阳衰寒厥证之基础方。附子有毒，应慎用其量，且需久煎。阴寒极盛，药入口即吐者，可以采用热药凉服的方法以防格拒。非阴盛阳衰者忌用。

【附方】

四逆加人参汤《伤寒论》

【组成】附子，人参，干姜，甘草炙。

【功效】回阳救逆，益气固脱。

【方歌】四逆加参治何为，下利多时阴亦摧；四逆扶阳参滋血，更取中州化精微。

趣味记忆 略。

通脉四逆汤《伤寒论》

【组成】附子，干姜，甘草炙。

【功效】破阴回阳，通达内外。

【方歌】参见"四逆汤"。

趣味记忆 略。

白通汤《伤寒论》

【组成】附子，葱白，干姜。

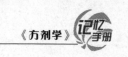

【功效】破阴回阳，宣通上下。

【方歌】白通汤治表阴证，干姜附子葱白从；发汗解表治下利，辛温发汗称白通。

趣味记忆 白通富春江。

解释：白通（汤） 附（子） 葱（白）（干）姜。

参附汤《正体类要》

【组成】人参，附子_炮_。

【功效】益气回阳固脱。

【方歌】参附汤是救脱方，益气固阳效力彰；肢厥汗出脉欲绝，阳气暴脱急煎尝。

趣味记忆 略。

回阳救急汤《伤寒六书》

【组成】肉桂_君_，熟附子_君_，干姜_君_，陈皮_臣_，半夏_制臣_，人参_臣_，白术_炒_，茯苓_臣_，五味子_臣_，生姜_佐_，麝香_佐_，甘草_炙佐使_。

【功效】回阳固脱，益气生脉。

【方歌】回阳救急用六君，桂附干姜五味群；加麝三厘与生姜，三阴寒厥建奇勋。

趣味记忆 回阳救，四五六，酱色肉。

解释：回阳救（急汤），四（逆汤） 五（味子） 六（君子汤），（干）姜 麝（香） 肉（桂）。

方剂特点 辛热甘温相配，回阳补中兼顾，宣通与酸收相合，既使药效速奏，又防阳气散越。

【注意事项】本方为治疗寒邪直中三阴，真阳衰微证之常用方。方中麝香宜研末冲服，不可入煎；用量不宜过大（0.1g）。服药后手足温和即可，不得多服。

> **【附方】**
>
> ### 回阳救急汤《重订通俗伤寒论》
>
> **【组成】**黑附块，紫瑶桂，别直参，麦冬，川姜，姜半夏，湖广术，北五味，炒广皮，清炙草，麝香冲。
>
> **【功效】**回阳救逆，益气生脉。
>
> **【方歌】**重订回阳救急汤，附子桂枝与麝香；六君去苓加五味，益气生脉且回阳。
>
> **趣味记忆** 回阳富贵五味香，救急六君去苓（汤）。
>
> **解释：**回阳　附（子）　桂（枝）　五味（子）（麝）香，救急　六君（子汤）　去（掉）（茯）苓。

第三节　温经散寒剂

当归四逆汤《伤寒论》

【组成】当归君，桂枝君，细辛臣，白芍臣，大枣佐，通草佐，甘草炙佐使。

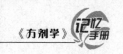

【功效】温经散寒，养血通脉。

【方歌】当归四逆用桂芍，细辛通草甘大枣；养血温经通脉剂，血虚寒厥服之效。

趣味记忆 掌柜四妮通知细心找草药。

解释：当归四逆（汤） 通（草）（桂）枝 细辛 （大）枣 （甘）草 （芍）药。

方剂特点 辛散温通与养血和营相合，温经而不燥，养血而不滞。

【注意事项】本方为治疗血虚寒厥证之常用方。少阴阳虚寒厥者不宜使用；冻疮后期，寒郁化热，而热证较明显者忌用。

【附方】

当归四逆加吴茱萸生姜汤《伤寒论》

【组成】当归，芍药，甘草炙，通草，桂枝，细辛，生姜，吴茱萸，大枣，清酒。

【功效】温经散寒，养血通脉，和中止呕。

【方歌】当归四逆加萸姜，清酒烹来效始彰；内有久寒厥阴是，药分五次缓服康。

趣味记忆 略。

黄芪桂枝五物汤《金匮要略》

【组成】黄芪君，桂枝臣，白芍臣，生姜佐使，大枣佐使。

【功效】益气温经，和血通脉。

【方歌】黄芪桂枝五物汤，芍药大枣倍生姜；益气温经和营卫，血痹风痹功效良。

趣味记忆 黄启贵烧枣酱。

解释： 黄芪 桂（枝）（五物汤） （白）芍 （大）枣（生）姜。"黄启贵"可联想为人名。

方剂特点 辛温与酸甘合法，益气而和营卫，固表而不留邪，散邪而不伤正，邪正兼顾。

【注意事项】本方为治疗素体营卫不足，外受风邪所致血痹之常用方，也可用于中风之气虚血滞证。单纯营血不足及风寒湿痹者，均不宜使用。

暖肝煎《景岳全书》

【组成】小茴香ⓙ，肉桂ⓙ，沉香ⓒ，乌药ⓒ，当归ⓒ，枸杞子ⓒ，茯苓ⓕ，生姜ⓕ。

【功效】温补肝肾，行气止痛。

【方歌】暖肝煎中杞茯归，茴沉乌药姜肉桂；下焦虚寒疝气痛，温补肝肾此方推。

趣味记忆 暖肝煎，小茴香，狗肉香无铃铛。

解释： 暖肝煎，小茴香，枸（杞子） 肉（桂） （沉）香 乌（药）（茯）苓 当（归）。

方剂特点 温补行气散寒并施，温补肝肾以治其本，行气逐寒以治其标。

【注意事项】本方为治疗肝肾不足，寒凝气滞之疝气或少腹痛

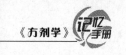

之常用方。本方宜空腹服用。湿热下注，阴囊红肿热痛者忌用。

『类方比较记忆』

桂枝汤－小建中汤

相同点：皆含桂枝、芍药、生姜、大枣和甘草。

不同点：

桂枝汤：以桂枝为君，与等量芍药配伍，功能解肌发表、调和营卫。主要用于外感风寒表虚证。以恶风发热，汗出，脉浮缓为辨证要点。

小建中汤：虽与桂枝汤药物组成相近，然理法迥异。本方由桂枝汤倍芍药，重加饴糖而成；以饴糖为君，倍芍药、桂枝为臣，功在温中补虚、缓急止痛。主要用于中焦虚寒，虚劳里急证。以腹中拘急疼痛，喜温喜按，舌淡苔白，脉细弦为辨证要点。

黄芪建中汤－当归建中汤－大建中汤

相同点：均具有温中补虚，柔肝理脾之功，适用于中焦虚寒证。均可见面色无华，腹痛拘急，喜温喜按，舌淡苔白等临证表现。

不同点：

黄芪建中汤：由小建中汤加黄芪而成，其甘温益气之功著。主要用于阴阳气血俱虚证。以里急腹痛，喜温喜按，形体羸瘦，面色无华，心悸气短，自汗盗汗为辨证要点。

当归建中汤：由小建中汤加当归而成，其养血和血之效强。主要用于产后虚羸不足证。以腹中疼痛不已，少气，或少腹拘急挛痛，不能饮食为辨证要点。

大建中汤：纯用辛甘之品温建中阳，其补虚散寒之力强，且具有降逆止呕之功。主要用于中阳虚衰，阴寒内盛证。以腹痛连及胸脘，痛势剧烈，呕吐剧烈，手足厥冷，舌苔白滑，脉沉紧为辨证要点。

小建中汤 - 理中丸 - 吴茱萸汤

相同点：均具有温中补虚之功，适用于中焦虚寒证。均可见腹痛，恶心呕吐，舌淡苔白等临证表现。

不同点：

小建中汤：主以辛甘之饴糖、桂枝温中益气，配伍酸苦之芍药养阴缓急，阴阳并调，重在温中补虚、抑木缓急。主要用于中焦虚寒，肝脾失调，阴阳不和诸证。以脘腹部拘急疼痛，喜温喜按，舌淡，脉细弦为辨证要点。

理中丸：主以辛热之干姜祛里寒，配伍甘温之人参、白术复中虚，温补并用，重在温中健脾。主要用于中焦脾胃虚寒证。以脘腹疼痛，喜温喜按，呕吐，便溏，脘痞食少，畏寒肢冷，舌淡苔白，脉沉细为辨证要点。

吴茱萸汤：主以辛苦热之吴茱萸温中降逆，配伍生姜散寒止呕，人参、大枣补益中气，温降补并施，重在温中降逆。主要用于肝胃虚寒，浊阴上逆证。以食后欲吐，或颠顶痛，干呕吐涎沫，畏寒肢凉，舌淡苔白滑，脉弦细而迟为辨证要点。

四逆散 - 四逆汤 - 当归四逆汤

相同点：适应证中皆见"四逆"，即手足逆冷不温。

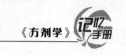

不同点：

四逆散：主以柴胡疏肝解郁，透邪外出；辅以芍药柔肝血、敛肝阴，枳实泻热破结、理气解郁，甘草调和诸药，共成调和肝脾之剂。主要用于阳郁厥逆、肝脾不和证。因外邪传经，阳气被遏，不达四末，故其逆冷不过腕踝，仅在肢端。以手足不温，或胁肋、脘腹疼痛，脉弦为辨证要点。

四逆汤：主以附子回阳破阴以救逆，迅达内外以祛寒；辅以干姜助阳通脉，甘草补中缓急、调和为用，共成回阳救逆第一剂。主要用于少阴心肾阳虚寒厥证。因心肾阳气衰微，故其逆冷过于肘膝。以四肢厥逆，神衰欲寐，面色苍白，脉微细为辨证要点。

当归四逆汤：主以桂枝、当归温经散寒以通脉，养血和血以补虚；辅以芍药养血和营，细辛温经，通草通利脉道，甘草、大枣补气健脾，达成温经散寒之首方。主要用于血虚寒厥证。因寒在经脉，血行不畅，故其逆冷较四逆汤为轻，且伴肢体疼痛。以手足厥寒，舌淡苔白，脉细欲绝为辨证要点。

四逆汤 - 回阳救急汤《伤寒六书》

相同点：均具有回阳之功，适用于真阳衰微证。均可见四肢厥逆，神衰欲寐，畏寒，呕吐不渴，腹痛下利，舌淡苔白，脉沉微等临证表现。

不同点：

四逆汤：主以辛热之附子回阳破阴以救逆；配以干姜助阳通脉，甘草补中益气兼缓急调和，共达阳复厥回之功。主要用于心肾阳虚寒厥证。以四肢厥逆，神衰欲寐，面色苍白，脉微细为辨证要点。

回阳救急汤：以四逆汤与六君子汤合用，加用麝香、肉桂、五味子，辛热与甘温相配，宣通与酸收相合，共奏回阳补中之功。主要用于寒邪直中三阴，真阳衰微证。以四肢厥冷，神衰欲寐，下利腹痛，脉沉微或无脉为辨证要点。

理中丸－附子理中丸－桂枝人参汤

相同点：均具有温中散寒、健脾益气之功，适用于中焦虚寒证。均可见腹痛，便溏，畏寒肢冷，舌淡苔白，脉细等临证表现。

不同点：

理中丸：主以辛热之干姜祛里寒，配伍甘温之人参、白术复中虚，温补并用，重在温中健脾。主要用于中焦脾胃虚寒证。以脘腹疼痛，喜温喜按，呕吐便溏，脘痞食少，畏寒肢冷，舌淡苔白，脉沉细为辨证要点。

附子理中丸：由理中丸加大辛大热之附子而成，温中散寒之力著，且能温肾。主要用于脾胃阳虚之重证或脾肾虚寒证。以脘腹冷痛，畏寒肢冷，呕吐泻利，舌淡苔白滑，脉沉细迟缓为辨证要点。

桂枝人参汤：理中丸方药加桂枝而成，温阳健脾，兼解表寒。主要用于脾胃虚寒，复感风寒表证。以下利不止，心下痞硬，兼发热恶寒，脉浮虚为辨证要点。

第七章　表里双解剂

概要口诀

表里双解表里病，里有寒热虚实型；

表里之证分轻重，药品配伍需权衡。

第一节　解表清里剂

葛根芩连汤《伤寒论》

【组成】葛根🈶，黄芩🈹，黄连🈹，甘草炙🈴🈵。

【功效】解表清里。

【方歌】葛根芩连甘草伍，用时先将葛根煮；内清肠胃外解表，血热下利喘汗除。

趣味记忆　葛根芩连草。

解释：葛根　（黄）芩　（黄）连　（甘）草。

方剂特点　辛凉升散与苦寒清降共施，寓"清热升阳止利"

之法；主以清里，兼以疏表，表里兼治。

【注意事项】本方为治疗表证未解，邪热入里所致下利之基础方。先煮葛根，后纳诸药。腹泻属于脾胃虚寒者不宜使用。服药期间，饮食宜清淡，禁食生硬、油腻、难消之食。

第二节　解表温里剂

五积散《仙授理伤续断秘方》

【组成】麻黄君，白芷君，肉桂君，干姜君，陈皮臣，半夏臣，茯苓臣，苍术臣，厚朴臣，桔梗臣，枳壳臣，川芎臣，芍药臣，当归臣，甘草佐使。

【功效】发表温里，顺气化痰，活血消积。

【方歌】五积散治五般积，麻黄苍芷归芍齐；枳桔肉桂苓草朴，川芎干姜半陈皮；发表温里活血瘀，祛湿化痰兼顺气。

趣味记忆 舞姬俏姐当皇后，令下臣烧白熊肉、酱猪肝。

解释： 五积（散）（枳）壳 桔（梗）当（归）（麻）黄 厚（朴），（茯）苓（半）夏 陈（皮）芍（药）白（芷）（川）芎 肉（桂）、（干）姜（苍）术 甘（草）。

方剂特点 温消汗补四法并用，主以温消；散寒、祛湿、化痰、理气、活血共施，表里同治。

【注意事项】本方为治疗外感风寒，内伤生冷所致五积（气、

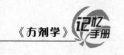

血、寒、湿、痰）证之代表方。本方药味众多，临床应用可根据表里证之轻重，五积之主次而加减变化。素体阴虚或湿热者，均慎用。

第三节　解表攻里剂

大柴胡汤《金匮要略》

【组成】柴胡^君，大黄^臣，枳实^臣，黄芩^臣，半夏^佐，生姜^佐，芍药^佐，大枣^{佐使}。

【功效】和解少阳，内泻热结。

【方歌】大柴胡汤芩大黄，枳芍半夏枣生姜；少阳阳明合为病，和解攻里效无双。

趣味记忆　大柴只要秦皇拌枣酱。

解释：大柴（胡汤）　枳（实）　（芍）药　（黄）芩　（大）黄　半（夏）　（大）枣　（生）姜。"大柴"可联想为人名。

方剂特点　和下并用，主以和解少阳，辅以内泻热结，佐以缓急降逆。

【注意事项】本方为治疗少阳阳明合病之代表方。单纯少阳证及单纯阳明证者，均忌用；少阳阳明病，阳明尚未热结成实者慎用。

防风通圣散《黄帝素问宣明论方》

【组成】防风君，麻黄君，荆芥君，薄荷君，黄芩，石膏臣，连翘臣，桔梗，川芎臣，当归臣，白芍臣，大黄臣，芒硝臣，栀子臣，滑石臣，白术，甘草佐使。

【功效】疏风解表，泻热通便。

【方歌】防风通圣大黄硝，荆芥麻黄栀芍翘；甘桔芎归膏滑石，薄荷芩术力偏饶；表里交攻阳热盛，外科疡毒总能消。

趣味记忆　通圣将军执勤忙，极少住草房，巧借河划船，石膏挡蚂蟥。

解释：（防风）通圣（散）　将军（即大黄）　栀（子）　（黄）芩　芒（硝），桔（梗）（白）芍（白）术（甘）草防（风），（连）翘（荆）芥（薄）荷滑（石）川（芎），石膏当（归）　麻黄。

方剂特点　汗下清补合法，分消表里邪热，表里同治；以祛邪为主，重在清泄里热，辅以益气养血。

【注意事项】本方为治疗风热壅盛，表里俱实证之代表方。本方汗下之力峻猛，且有损胎气，故虚人及孕妇均慎用。

疏凿饮子《济生方》

【组成】商陆君，椒目臣，赤小豆炒臣，茯苓皮臣，木通臣，泽泻臣，秦艽佐，羌活佐，生姜佐，大腹皮佐，槟榔佐。

【功效】泻下逐水，疏风消肿。

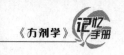

【方歌】疏凿槟榔及商陆，苓皮大腹同椒目；赤豆芫羌泻木通，煎加生姜阳水服。

趣味记忆 疏凿蛟江通浙商，拎抢豆角大槟榔。

解释：疏凿（饮子）（秦）艽（生）姜（木）通 泽（泻）商（陆），（茯）苓 羌（活）（赤小）豆 椒（目）大（腹皮）槟榔。

方剂特点 逐水渗利与疏风解表共施，主以逐水；下消汗三法并举，前后分消，表里同治。

【注意事项】本方为治疗水湿壅盛，表里俱病之阳水实证的常用方。阴水及体虚者，均不宜使用。

『类方比较记忆』

葛根芩连汤－芍药汤－白头翁汤

相同点：均具有清热止利之功，适用于协热下利证。均可见腹部疼痛，下利，口渴，舌红苔黄，脉数或弦数等临证表现。

不同点：

葛根芩连汤：主以辛凉升散之葛根，辅以苦寒清降之黄芩、黄连，重在清里，兼以疏表。主要用于表证未解，邪热入里证。以身热下利，苔黄，脉数为辨证要点。

芍药汤：主以苦寒之黄芩、黄连，辅以当归、白芍养血，木香、槟榔行气，大黄导滞，重在清热燥湿，兼能调和气血，泻下积滞。主要用于湿热痢疾。以痢下赤白，腹痛里急，苔腻微黄为辨证要点。

白头翁汤：主以苦寒之白头翁，辅以苦燥之黄连、黄柏，重在清热解毒、凉血止痢。主要用于热毒深陷血分之热痢。以下痢赤多白少，腹痛，里急后重，舌红苔黄，脉弦数为辨证要点。

大柴胡汤 - 防风通圣散

相同点：均具有解表攻里之功，适用于表里俱实之证。均可见发热，大便干涩，苔黄，脉弦数等临证表现。

不同点：

大柴胡汤：由小柴胡汤与小承气汤两方加减合成，主以和解少阳，辅以内泻热结。主要用于少阳阳明合病。以往来寒热，胸胁苦满，心下满痛，呕吐，便秘，苔黄，脉弦数为辨证要点。

防风通圣散：此即凉膈散变法，去竹叶、白蜜，加疏风解表和益气养血药而成，汗下清利四法俱备，上中下三焦并治。主要用于风热壅盛、表里俱实证。以憎寒壮热，口苦咽干，二便秘涩，苔黄，脉数为辨证要点。

疏凿饮子 - 禹功散

相同点：均具有利水消肿之功，适用于阳水证。均可见遍身水肿，二便不利，脉沉有力等临证表现。

不同点：

疏凿饮子：以商陆为君，通利二便；茯苓、泽泻、木通等淡渗利湿，羌活、秦艽、生姜疏风解表，大腹皮、槟榔下气利水，共达分消水湿之功。主要用于水湿壅盛、表里俱病之阳水实证。以遍身水肿，气喘口渴，二便不利，脉沉实为辨证要点。

禹功散：以牵牛为君，逐水消痰、通利二便，小茴香行气止

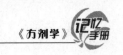

痛，助君逐水之效，有防寒凝碍水之弊，佐以生姜和胃，共奏逐
水消肿之功。主要用于水湿泛滥之阳水实证。以遍身浮肿，二便
不利，脉沉有力为辨证要点。

小柴胡汤－大柴胡汤

相同点： 皆含柴胡、黄芩、半夏，均具有和解少阳之功，适
用于邪犯少阳证。均可见往来寒热，胸胁苦满，脉弦等临证表现。

不同点：

小柴胡汤： 配人参、炙甘草以扶正祛邪，功专和解少阳，为
"和法"的代表方。主要用于少阳病，并用于热入血室、黄疸、疟
疾而属少阳者。以往来寒热，胸胁苦满，默默不欲饮食，心烦喜
呕，口苦，咽干，目眩，苔白，脉弦为辨证要点。

大柴胡汤： 配大黄、枳实以泻下阳明热结，功能和解少阳、
内泻热结，为"和下"并用的代表方。主要用于少阳阳明合病。
以往来寒热，胸胁苦满，心下满痛，呕吐，便秘，苔黄，脉弦数
为辨证要点。

第八章 补益剂

概要口诀

补益剂专补不足，气血阴阳皆能服；

正虚有邪易留寇，明辨真假方可补；

甘甜滋腻多碍胃，消导和胃化滞濡。

第一节 补气剂

四君子汤 《太平惠民和剂局方》

【组成】人参[君]，白术[臣]，茯苓[佐]，甘草[炙佐]。

【功效】益气健脾。

【方歌】四君子汤中和义，参术茯苓甘草比；益以夏陈名六君，祛痰补益气虚饵；除却半夏名异功，或加香砂胃寒使。

趣味记忆 四君子森林煮草。

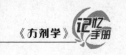

解释：四君子（汤）（人）参（茯）苓（白）术（甘）草。可以联想为：四位君子为生存在森林中煮草吃。

方剂特点 甘温平和，补而不滞，利而不峻；益气之中有燥湿之功，补虚之中有运脾之力，适脾欲缓喜燥之性。

【注意事项】本方为治疗脾胃气虚证之基础方。宜空腹服用，以利于药物的吸收；宜温热时服，切忌冷服。

【附方】

异功散《小儿药证直诀》

【组成】人参，茯苓，白术，陈皮，甘草炒。

【功效】益气健脾，行气化滞。

【方歌】参见"四君子汤"。

趣味记忆 四君子汤 ＋ 陈皮。

六君子汤《医学正传》

【组成】陈皮，半夏，茯苓，甘草，人参，白术。

【功效】益气健脾，燥湿化痰。

【方歌】参见"四君子汤"。

趣味记忆 六君 ＝ 四君 ＋ 二臣。

解释：六君（子汤）＝ 四君（子汤）＋ 二陈。"二陈"即陈皮和半夏。

香砂六君子汤《古今名医方论》

【组成】人参，白术，茯苓，甘草，陈皮，半夏，砂仁，

木香。

【功效】益气化痰，行气温中。

【方歌】香砂六君温中气，参苓术草半夏皮。

趣味记忆 略。

保元汤《博爱心鉴》

【组成】黄芪，人参，甘草_炙，肉桂。

【功效】益气温阳。

【方歌】保元补益总偏温，桂草参芪四味存；男妇虚劳幼科痘，持纲三气此方遵。

趣味记忆 保元齐人炒肉。

解释： 保元（汤）（黄）芪 人（参）（甘）草 肉（桂）。

参苓白术散《太平惠民和剂局方》

【组成】人参^君，白茯苓^君，白术^君，山药^臣，莲子肉^臣，薏苡仁^臣，白扁豆^臣，砂仁^佐，桔梗^佐，甘草^{炒使}，大枣^使。

【功效】益气健脾，渗湿止泻。

【方歌】参苓白术扁豆陈，山药甘莲砂薏仁；桔梗上浮兼保肺，枣汤调服益脾神。

趣味记忆 森林百蛀，连山脊都已干燥。

解释：（人）参 （茯）苓 白术，莲（子肉）山（药）桔（梗）（白扁）豆 薏（苡仁）甘（草）（大）枣。

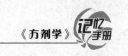

方剂特点 甘淡平和，补而不滞，利而不峻；虚实并治，主以甘温补脾，辅以芳化渗湿；桔梗引药入肺以培土生金。

【注意事项】本方为治疗泄泻脾虚湿盛证之常用方，亦可治疗肺脾气虚所致痰湿咳嗽。大便干燥者忌用。

【附方】

七味白术散《小儿药证直诀》

【组成】人参，白茯苓，白术，藿香叶，木香，甘草，葛根。

【功效】健脾止泻。

【方歌】七味白术小儿良，四君葛根藿木香；口渴腹泻脾气降，钱氏此散宜煎尝。

趣味记忆 四君母想霍哥。

解释： 四君（子汤） 木香 藿（香） 葛（根）。

补中益气汤《内外伤辨惑论》

【组成】黄芪^君，甘草_炙^{臣使}，人参^臣，白术_{焙或晒}^佐，当归^佐，橘皮^佐，升麻^使，柴胡^使。

【功效】补中益气，升阳举陷。

【方歌】补中益气芪术陈，升柴参草当归身；虚劳内伤功独擅，亦治阳虚外感因。木香苍术易归术，调中益气畅脾神。

趣味记忆 马虎人晨起当锄草（和）补种一起（干）。

解释：（升）麻 （柴）胡 人（参） 陈（皮） （黄）芪 当（归） （白）术 （甘）草 补中益气（汤）。可以联想为：马虎人前次播种前没除草，早晨起来应当除草和补种一起干。

方剂特点 主以甘温补中升阳，寓"甘温除热""虚者补之""陷者升之"之法。

【注意事项】本方为治疗气虚发热证及脾虚气陷证之代表方。阴虚火旺、实证发热及肾元虚惫者，均忌用。

【附方】

举元煎《景岳全书》

【组成】人参，黄芪炙，甘草炙，升麻炒，白术炒。

【功效】益气举陷。

【方歌】景岳书中举元煎，参芪炙草升术添；升阳举陷摄气血，血崩血脱服之敛。

趣味记忆 举元超人升白旗。

解释：举元（煎）（甘）草 人（参） 升（麻） 白（术）（黄）芪。

升陷汤《医学衷中参西录》

【组成】黄芪，知母，柴胡，桔梗，升麻。

【功效】益气升陷。

【方歌】锡纯升陷芪知柴，桔梗升麻相与偕；胸中气陷呼吸弱，速投此方莫徘徊。

趣味记忆 马柴接旗帜升仙。

解释：(升)麻 柴（胡）桔（梗）（黄）芪 知（母）升陷（汤）。"马柴"可联想为人名。

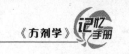

升阳益胃汤《内外伤辨惑论》

【组成】黄芪，半夏，人参，甘草炙，独活，防风，白芍药，羌活，橘皮，茯苓，柴胡，泽泻，白术，黄连。

【功效】益气升阳，清热除湿。

【方歌】升阳益胃参术芪，黄连半夏草陈皮；苓泻防风羌独活，柴胡白芍姜枣齐。

趣味记忆 沈阳胡局独白吓国人，领着七连要放枪。

解释：升阳（益胃汤）（柴）胡 橘（皮）独（活）白（术）（半）夏 国（老）人（参），（茯）苓 泽（泻）（黄）芪 （黄）连（白芍）药 防（风）羌（活）。"国老"即甘草。

玉屏风散《究原方》，录自《医方类聚》

【组成】黄芪炙君，白术臣，防风佐，大枣使。

【功效】益气固表止汗。

【方歌】玉屏风散止汗好，黄芪白术防风枣；表虚汗多易感冒，采用此方救急妙。

趣味记忆 玉屏筑起防风大。

解释：玉屏（风散）（白）术 （黄）芪 防风 大（枣）。可以联想为：玉屏建筑起来为了防止风太大。

方剂特点 甘温为主，辛散为辅，补中寓散，散中有补，相反相成，寓"培土生金"之法。

【注意事项】本方为治疗表虚自汗之常用方。邪多虚少之自汗以及阴虚发热之盗汗，均不宜使用。

生脉散 《医学启源》

【组成】人参⟨君⟩，麦冬⟨臣⟩，五味子⟨佐⟩。

【功效】益气生津，敛阴止汗。

【方歌】生脉麦味与人参，保肺清心治暑淫；气少汗多兼口渴，病危脉绝急煎斟。

趣味记忆 生脉深冬舞。

解释：生脉（散）（人）参 （麦）冬 五（味子）。可以联想为：为生脉在深冬起舞。

方剂特点 甘温甘寒佐酸收，补敛气阴以复脉。

【注意事项】本方为治疗气阴两虚证之常用方。气阴两虚而兼实邪者不宜；病情急重者，人参之量宜重。

人参蛤蚧散 《博济方》

【组成】蛤蚧⟨炙、君⟩，人参⟨君⟩，杏仁⟨臣⟩，甘草⟨炙、臣使⟩，茯苓⟨臣⟩，知母⟨佐⟩，贝母⟨煨、佐⟩，桑白皮⟨佐⟩。

【功效】补肺益肾，止咳定喘。

【方歌】人参蛤蚧作散服，杏苓桑皮草二母；肺肾气虚蕴痰热，咳喘痰血一并除。

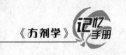

趣味记忆 哥姐散，扶桑之北人姓曹。

解释：（人参）蛤蚧散，茯（苓）桑（白皮）知（母）贝
（母）人（参）杏（仁）（甘）草。可以联想为：哥姐走散了，
扶桑的北边有人姓曹（可以去问问）。

方剂特点 肺脾肾同调，重在肺肾；补清降共施，主以补降。

【注意事项】本方为治疗肺肾气虚，痰热咳喘证的常用方。实
喘诸证均不宜使用。

第二节　补血剂

四物汤《仙授理伤续断秘方》

【组成】熟地黄君，川当归臣，白芍药佐，川芎佐。

【功效】补血调血。

【方歌】四物地芍与归芎，血家百病此方通；八珍合入四君
子，气血双疗功独崇；再加黄芪与肉桂，十全大补补方雄；十全
除却芪地草，加粟煎之名胃风。

趣味记忆 四物兄弟白当。

解释：四物（汤）（川）芎（熟）地　白（芍）当（归）。
可以联想为：四物兄弟白当一场。

方剂特点 阴柔辛甘相伍，动静结合，刚柔相济；补中寓行，
补血不滞血，行血不伤血。

【注意事项】本方为补血调血之基础方。湿盛肿满、大便溏泄者忌用；阴虚发热以及血崩气脱之证，均不宜使用。

【附方】

胶艾汤《金匮要略》

【组成】川芎，阿胶，甘草，艾叶，当归，白芍药，干地黄。

【功效】养血止血，调经安胎。

【方歌】胶艾汤中四物先，阿胶艾叶甘草全；妇人良方单胶艾，胎动血漏腹痛全；胶艾四物加香附，方名妇宝调经专。

趣味记忆 就爱当兄扫草地。

解释：（阿）胶 艾（叶）（汤）当（归）（川）芎 芍（药）（甘）草 （干）地（黄）。可以联想为：就喜欢作为兄长去扫草地。"胶"作谐音"就"；"干地黄"为生地黄的干品。

圣愈汤《医宗金鉴》

【组成】熟地黄，白芍药_{酒拌}，川芎，人参，当归_{酒洗}，黄芪_炙。

【功效】益气，补血，摄血。

【方歌】圣愈归芎参芍芪，益气摄血熟地宜。

趣味记忆 生育奇人（吃）四物。

解释：圣愈（汤）（黄）芪 人（参）四物（汤）。

桃红四物汤《玉机微义》

【组成】白芍药，当归，熟地黄，川芎，桃仁，红花。

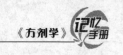
【功效】养血活血。

【方歌】桃红四物寓归芎，瘀家经少此方通；桃红活血地芍补，祛瘀生新效力雄。

趣味记忆　桃红兄弟白当。

解释：桃（仁）　红（花）（四物汤）　（川）芎　（熟）地（黄）　白（芍）　当（归）。

补肝汤《医学六要》

【组成】当归，生地黄，芍药，川芎，酸枣仁，木瓜，甘草。

【功效】养血柔肝，活血调经。

【方歌】补肝汤中木酸枣，当归芍地川芎草；筋缓目暗肝血亏，养血柔肝疗效好。

趣味记忆　不敢传说当地甘瓜酸。

解释：补肝（汤）　川（芎）　芍（药）　当（归）　（生）地　甘（草）　（木）瓜　酸（枣仁）。

当归补血汤《内外伤辨惑论》

【组成】黄芪君，当归酒洗臣。

【功效】补气生血。

【方歌】当归补血君黄芪，芪归用量五比一；补气生血代表剂，血虚发热此方宜。

趣味记忆　当归补血芪。

解释：当归补血（汤）　（黄）芪。

方剂特点 重在益气固表以治阳浮之标，兼可补气生血以复血虚之本；寓"甘温除热"之法。

【注意事项】本方为补气生血之常用方。重用黄芪，黄芪与当归比例为 5∶1。阴虚发热者忌用。

归脾汤《济生方》

【组成】黄芪君，龙眼肉君，白术臣，人参臣，当归臣，酸枣仁炒臣，茯神佐，木香佐，远志炙佐，生姜佐，大枣佐，甘草炙佐。

【功效】益气补血，健脾养心。

【方歌】归脾汤用术参芪，归草茯神远志提；酸枣木香龙眼肉，煎加姜枣益心脾；怔忡健忘俱可却，肠风崩漏总能医。

趣味记忆 归脾远住伏龙江，早早起身赶归乡。

解释：归脾（汤） 远（志） （白）术 茯（神） 龙（眼肉） （生）姜,(大)枣 （酸）枣（仁） （黄）芪 （人）参 甘（草） （当）归 （木）香。

方剂特点 心脾同治，重在补脾；气血并补，重在补气。

【注意事项】本方为补益心脾之常用方。阴虚内热者慎用。

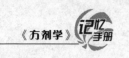

第三节　气血双补剂

八珍汤《瑞竹堂经验方》

【组成】人参^君，熟地^君，白术^臣，当归^臣，茯苓^佐，川芎^佐，白芍^佐，生姜^佐，大枣^佐，甘草^炙。

【功效】益气补血。

【方歌】四君四物即八珍，千万莫忘姜枣引。

趣味记忆 八珍将找四物四君。

解释：八珍（汤）（生）姜（大）枣 四物（汤）四君（子汤）。

趣味记忆 四君四物相合，气血双补。

【注意事项】本方为治疗气血两虚之基础方。临证时，当视气血虚损程度，相应调配君药与用量。气虚偏重者，可增加人参、白术用量以之为君；血虚偏重者，可增加熟地用量以之为君。

【附方】

十全大补汤《太平惠民和剂局方》

【组成】人参，肉桂，川芎，熟地黄_{酒蒸}，茯苓_焙，白术_焙，甘草_炙，黄芪，当归，白芍。

【功效】温补气血。

【方歌】参见"四物汤"。

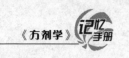

第三节　气血双补剂

八珍汤《瑞竹堂经验方》

【组成】人参[君]，熟地[君]，白术[臣]，当归[臣]，茯苓[佐]，川芎[佐]，白芍[佐]，生姜[佐]，大枣[佐]，甘草[炙]。

【功效】益气补血。

【方歌】四君四物即八珍，千万莫忘姜枣引。

趣味记忆 八珍将找四物四君。

解释：八珍（汤）（生）姜（大）枣　四物（汤）四君（子汤）。

趣味记忆 四君四物相合，气血双补。

【注意事项】本方为治疗气血两虚之基础方。临证时，当视气血虚损程度，相应调配君药与用量。气虚偏重者，可增加人参、白术用量以之为君；血虚偏重者，可增加熟地用量以之为君。

【附方】

十全大补汤《太平惠民和剂局方》

【组成】人参，肉桂，川芎，熟地黄[酒蒸]，茯苓[焙]，白术[焙]，甘草[炙]，黄芪，当归，白芍。

【功效】温补气血。

【方歌】参见"四物汤"。

趣味记忆 八珍汤奇贵。

解释： 八珍汤 （黄）芪 （肉）桂。

炙甘草汤（又名复脉汤）《伤寒论》

【组成】生地黄㊒，甘草㊎，桂枝㊏，麦冬㊏，生姜㊕，人参㊕，阿胶㊕，麻仁㊕，大枣㊕，清酒㊕㊒。

【功效】滋阴养血，益气温阳，复脉定悸。

【方歌】炙甘草汤参姜桂，麦冬生地火麻仁；大枣阿胶加酒服，虚劳肺痿效如神。

趣味记忆 炙甘草汤，（君）地黄，贵人阿妈卖枣姜。

解释： 炙甘草汤，地黄，桂（枝） 人（参） 阿（胶） 麻（仁） 麦（冬） （大）枣 （生）姜。

方剂特点 气血阴阳并补，心肺脾肾同调；补血之中寓通脉之力，滋而不腻，温而不燥。

【注意事项】本方为治气血阴阳虚损证之常用方。用于复脉定悸，方中炙甘草宜重用。阴虚内热者慎用；中虚湿阻者不宜使用。

【附方】

加减复脉汤《温病条辨》

【组成】甘草㊎，干地黄，生白芍，麦冬，阿胶，麻仁。

【功效】滋阴养血，生津润燥。

【方歌】加减复脉生地黄，冬芍阿胶麻草尝；热入少阴阴血损，甘润存津法莫忘。

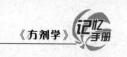

> **趣味记忆** 家（里）减负么，阿妈少买草地。
>
> **解释：** 加减复脉（汤），阿（胶）　麻（仁）　（白）芍　麦（冬）（甘）草　（干）地（黄）。

泰山磐石散《古今医统大全》

【组成】人参^君，黄芪^君，熟地^君，白术^臣，当归^臣，白芍^臣，川续断^臣，川芎^佐，黄芩^佐，砂仁^佐，甘草^{炙使}，糯米^使。

【功效】益气健脾，养血安胎。

【方歌】泰山磐石八珍全，去茯加芪芩断联；再益砂仁及糯米，妇人胎动可安痊。

> **趣味记忆** 泰山磐石食不全，沙皇去领糯米（卷）。

解释： 泰山磐石（散）　十不全，砂（仁）　黄（芩）去（掉）（茯）苓　糯米。"十不全"即十全大补汤去掉茯苓。可以联想为：泰山磐石多，食物也不全，住在上面的沙皇只能去领取糯米充饥。

> **方剂特点** 益气养血与安胎诸品相伍，补脾养肝与益肾之药并举。

【注意事项】本方为补虚安胎之常用方。应视气、血、肝、肾虚损之轻重，调剂药量。若气虚明显者，重用人参、黄芪以益气；若血虚重者，重用熟地以养血。

124

【附方】

保产无忧散 《傅青主女科》

【组成】当归_酒，黑芥穗_炒，川芎，艾叶_炒，枳壳_炒，黄芪_炙，菟丝子_炒，厚朴_炒，羌活，川贝母，白芍_炒，甘草，生姜。

【功效】益气养血，理气安胎，顺产。

【方歌】保产无忧归芍芎，芪朴羌菟枳壳从；贝艾荆芥生姜草，保胎催产建奇功。

趣味记忆 保产无忧当少备艾草，（并）将强迫其兄借只兔。

解释： 保产无忧（散）当（归）（白）芍（川）贝（母）艾（叶）（甘）草，（生）姜羌（活）（厚）朴（黄）芪（川）芎桔（梗）枳（壳）菟（丝子）。可联想为：为保证孕妇顺利生产，应该准备少量艾草，并命令她兄长借只兔用来补身体。

第四节 补阴剂

六味地黄丸 《小儿药证直诀》

【组成】熟地_炒**君**，山萸肉**臣**，怀山药**臣**，泽泻**佐**，牡丹皮**佐**，茯苓**佐**。

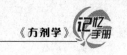

【功效】填精滋阴补肾。

【方歌】六味地黄益肾肝，茱薯丹泽地苓专；阴虚火旺加知柏，养肝明目杞菊煎；若加五味成都气，再入麦冬长寿丸。

趣味记忆　六位主妇单要熟蟹。

解释：六味（地黄丸）（山）茱（萸）　茯（苓）丹（皮）（山）药　熟（地）（泽）泻。

方剂特点　"三补"与"三泻"相伍，以补为主；肾肝脾三脏并补，以补肾精为主。

【注意事项】本方为补肾填精之基础方。方中熟地味厚滋腻，有碍脾运，故脾虚食少便溏者不宜使用。

【附方】

知柏地黄丸《医方考》

【组成】熟地，山萸肉，怀山药，泽泻，丹皮，茯苓，知母，黄柏_{盐炒}。

【功效】滋阴降火。

【方歌】参见"六味地黄丸"。

趣味记忆　六味地黄丸＋知母、黄柏。

杞菊地黄丸《麻疹全书》

【组成】熟地，山萸肉，怀山药，泽泻，丹皮，茯苓，枸杞子，菊花。

【功效】滋肾养肝明目。

【方歌】参见"六味地黄丸"。

趣味记忆 六味地黄丸＋枸杞子、菊花。

都气丸《症因脉治》

【组成】熟地，山萸肉，怀山药，泽泻，丹皮，茯苓，五味子。

【功效】滋肾纳气。

【方歌】参见"六味地黄丸"。

趣味记忆 六味地黄丸＋五味子。

麦味地黄丸《医部全录》引《体仁汇编》

【组成】熟地，山萸肉，怀山药，泽泻，丹皮，茯苓，麦冬，五味子。

【功效】滋补肺肾。

【方歌】参见"六味地黄丸"。

趣味记忆 六味地黄丸＋麦冬、五味子。

左归丸《景岳全书》

【组成】怀熟地君，山萸肉臣，怀山药炒臣，鹿胶炒珠臣，龟胶炒珠臣，枸杞佐，川牛膝酒洗蒸佐，菟丝子制佐。

【功效】滋阴补肾，填精益髓。

【方歌】左归丸用大熟地，枸杞萸肉薯牛膝；龟鹿二胶菟丝入，补阴填精功效奇。

趣味记忆 左归"三补"狗兔牛，（另从）龟鹿（二胶）（求）。

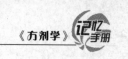

解释：左归（丸）"三补"枸（杞子） 菟（丝子） 牛（膝），龟（板） 鹿（角胶）。"三补"即熟地，山药和山萸肉（六味地黄丸中的三味补药）。可以联想为：左归丸用"狗兔牛"三补，另外从龟鹿二胶中求疗效。

方剂特点 纯补真阴，纯补无泻，阳中求阴。

【注意事项】本方为治疗真阴不足证之常用方。方中多阴柔滋腻之品，易滞脾碍胃，故脾虚便溏者慎用；如长期服用，宜配醒脾助运之品。

> **【附方】**
>
> ## 左归饮《景岳全书》
>
> **【组成】**熟地，山药，枸杞子，甘草_炙，茯苓，山茱萸。
>
> **【功效】**补益肾阴。
>
> **【方歌】**左归饮用地药萸，杞苓炙草一并举；煎汤养阴滋肾水，腰酸遗泄病可祛。
>
> **趣味记忆** 左归隐茱萸，山地草起伏。
>
> **解释：**左归饮 （山）茱萸，山（药）（熟）地 （甘）草 （枸）杞（子）茯（苓）。

大补阴丸《丹溪心法》

【组成】熟地_{酒蒸}^君，龟板_炙^君，黄柏_炒^臣，知母_炒^臣，猪脊髓^佐，蜂蜜^佐。

128

【功效】滋阴降火。

【方歌】大补阴丸熟地黄，龟板知柏合成方；猪髓蒸熟炼蜜丸，滋阴降火效力强。

趣味记忆 达布伯母迷睡地板。

解释：大补（阴丸）（黄）柏 （知）母 （蜂）蜜 （猪脊）髓 （熟）地 （龟）板。可以联想为：达布的伯母迷恋睡地板。

方剂特点 滋阴药配伍苦寒降火药，标本兼顾；以滋阴培本为主，降火清源为辅；配伍猪脊髓以形肉相补，增强填精补髓之力。

【注意事项】本方为治疗阴虚火旺证之常用方。脾胃虚弱之食少便溏者慎用；火热属于实证者不宜使用。

一贯煎《续名医类案》

【组成】生地**君**，北沙参**臣**，麦冬**臣**，当归身**臣**，枸杞子**臣**，川楝子**佐**。

【功效】滋阴疏肝。

【方歌】一贯煎中生地黄，麦冬沙参枸杞襄；当归川楝水煎服，阴虚肝郁之妙方。

趣味记忆 一贯卖地，杀狗归川。

解释：一贯（煎） 麦（冬）（生）地,（北）沙（参） 枸（杞子）（当）归 川（楝子）。

方剂特点 滋水涵木、清金制木、培土荣木合法，肝肾肺胃兼顾；甘寒柔润佐以苦辛疏泄，补中有行，养肝之体且利肝之用。

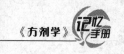

【注意事项】本方为滋阴疏肝法之代表方。肝郁脾虚停湿者不宜使用。

益胃汤《温病条辨》

【组成】生地🔴，麦冬🔴，北沙参🔵，玉竹炒，冰糖🟡。

【功效】养阴益胃。

【方歌】益胃汤能养胃阴，冰糖玉竹与沙参；麦冬生地同煎服，甘凉滋润生胃津。

🔲趣味记忆 一位地主卖冰沙。

解释：益胃（汤）（生）地 （玉）竹 麦（冬） 冰（糖） 沙（参）。

🔲方剂特点 甘凉清润，重在益胃；清而不寒，润而不腻。

【注意事项】本方为治疗胃阴不足证之常用方。本方甘凉滋润，脘痞苔腻者不宜使用。

第五节 补阳剂

肾气丸《金匮要略》

【组成】干地黄🔴，山药🔵，山茱萸🔵，桂枝🔵，附子炮🔵，泽泻🟢，茯苓🟢，丹皮🟢。＊今多将原方中的干地黄改为"熟地黄"。

【功效】补肾助阳，化生肾气。

【方歌】金匮肾气治肾虚，熟地山药及山萸；茯苓泽泻丹附桂，引火归原热下趋；济生加入车牛膝，二便通调肿胀除。

趣味记忆 神奇六位富贵（家）。

解释：肾气（丸） 六味（地黄丸） 附（子） 桂（枝）。

方剂特点 重用"三补三泻"，以益精泻浊；阴中求阳，补阴以助阳长；少佐温热助阳，寓"少火生气"之意。

【注意事项】本方为补肾助阳，化生肾气之代表方。阴虚火旺而遗精滑泄者不宜使用。

【附方】

加味肾气丸《济生方》

【组成】附子炮，白茯苓，泽泻，山萸肉，山药炒，车前子酒蒸，牡丹皮，官桂，川牛膝酒，熟地。

【功效】温助肾阳，利水消肿。

【方歌】参见"肾气丸"。

趣味记忆 济生神气驾牛车。

解释：济生肾气（丸） 加 牛（膝） 车（前子）。

十补丸《济生方》

【组成】附子炮，五味子，山萸肉，山药炒，丹皮，鹿茸酒蒸，熟地黄酒蒸，肉桂，白茯苓，泽泻。

【功效】补肾阳，益精血。

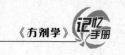

【方歌】十补桂附丹鹿茸，五味山萸熟地苓；再入山药与泽泻，温补肾阳精血盈。

趣味记忆 十补肾气（变）肉桂，（再加）鹿茸（和）五味。

解释：十补（丸）　肾气（丸）　肉桂，鹿茸　五味（子）。金匮肾气丸中的"桂枝"变为"肉桂"。

右归丸《景岳全书》

【组成】肉桂君，附子制君，鹿角胶炒珠君，熟地臣，山药炒臣，山茱萸炒臣，枸杞子炒臣，菟丝子制佐，杜仲炒佐，当归佐。

【功效】温补肾阳，填精益髓。

【方歌】右归丸中地附桂，山药茱萸菟丝归；杜仲鹿胶枸杞子，益火之源此方魁。

趣味记忆 右归玩于山地中，兔子骑鹿当副官。

解释：右归丸　（山茱）萸　山（药）　（熟）地　（杜）仲，菟（丝）子　（枸）杞（子）　鹿（角胶）　当（归）　附（子）　官（桂）。

方剂特点 补阳配以补阴，意在补阳，功在"阴中求阳"；纯补无泻，成益肾壮阳之剂。

【注意事项】本方为治疗命门火衰证之常用方。阴虚火旺者忌用；湿浊内盛者不宜使用。

【附方】

右归饮《景岳全书》

【组成】熟地，山药炒，枸杞子，山茱萸，甘草炙，肉桂，杜仲姜制，附子制。

【功效】温补肾阳，填精补血。

【方歌】右归饮中用"三补"，枸杞肉桂草杜附。

趣味记忆 右归隐伏于山地草中观狗。

解释：右归饮 附（子）（山茱）萸 山（药）（熟）地 （甘）草 （杜）仲 官（桂） 枸（杞子）。

第六节 阴阳并补剂

地黄饮子《黄帝素问宣明论方》

【组成】熟干地黄君，巴戟天君，肉苁蓉酒浸焙君，山茱萸君，附子炮臣，官桂臣，五味子臣，石斛臣，麦门冬臣，白茯苓佐，菖蒲佐，远志佐，薄荷佐，生姜使，大枣使。

【功效】滋肾阴，补肾阳，开窍化痰。

【方歌】地黄饮子山茱斛，麦味菖蒲远志茯；苁蓉附桂巴戟天，少入薄荷姜枣服。

趣味记忆 狄黄引资，把石园林从武昌卖与官府。

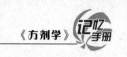

解释：地黄饮子，巴（戟天）石（斛）远（志）（茯）苓（肉）苁（蓉）五（味子）菖（蒲）麦（冬）（山茱）萸官（桂）附（子）。可以联想为：狄黄引资，把石园林从武昌卖给官府。"狄黄"可联想为人名。

方剂特点 阴阳并补，上下同治，以补虚治下为主；补中有敛，开中有合；滋而不腻，温而不燥。

【注意事项】本方为治疗肾虚喑痱之代表方。喑痱兼气火升逆，或肝阳偏亢者忌用。

【附方】

还少丹《医方集解》

【组成】熟地黄，山药，牛膝，枸杞，山萸肉，茯苓，杜仲炒，远志，五味子炒，楮实，小茴香炒，巴戟天，肉苁蓉，石菖蒲，大枣。

【功效】温补脾肾。

【方歌】还少丹中熟地杞，苁蓉茴戟杜仲萸；牛膝楮实参苓药，大枣菖蒲味志齐。

趣味记忆 韩少服（气）杜仲够朴实，五天余从远地回山西。

解释：还少（丹）茯（苓）杜仲枸（杞）（石菖）蒲（楮）实，五（味）（巴戟）天（山）萸（肉）（肉）苁（蓉）远（志）（熟）地（黄）（小）茴（香）山（药）（牛）膝。"韩少""杜仲"可理解为人名。

龟鹿二仙胶《医便》

【组成】鹿角（君），龟板（君），人参（臣），枸杞子（臣）。

【功效】滋阴填精，益气壮阳。

【方歌】龟鹿二仙最守真，补人三宝精气神；人参枸杞和龟鹿，益寿延年实可珍。

趣味记忆 龟鹿二仙欺人。

解释：龟（板） 鹿（角） 二仙（胶） （枸）杞（子） 人（参）。

方剂特点 主以血肉有情之品，阴阳气血并补，但以调补阴阳为主。

【注意事项】本方为治疗真元虚损，精血不足证之常用方。脾胃虚弱者及阴虚内热者，均不宜使用。

七宝美髯丹《本草纲目》引《积善堂方》

【组成】赤、白何首乌（君）（制），赤、白茯苓（臣）（人乳浸），牛膝（佐）（制），当归（佐）（酒浸），枸杞子（佐）（酒浸），菟丝子（佐）（酒浸），补骨脂（佐）（炒）。

【功效】补益肝肾，乌发壮骨。

【方歌】七宝美髯何首乌，菟丝牛膝茯苓俱；骨脂枸杞当归合，专益肾肝精血虚。

趣味记忆 七宝骑乌牛，拎只兔子归。

解释：七宝（美髯丹） （枸）杞（子） （首）乌 牛（膝），（赤白茯）苓 （补骨）脂 菟（丝）子 （当）归。

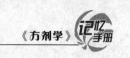

方剂特点 平补肝肾，补中有行，补而不滞；重在滋补精血，佐以温阳固精。

【注意事项】本方为治疗肝肾不足所致须发早白之常用方。阴虚阳亢者慎用；脾胃虚弱而食少便溏者不宜使用。

补天大造丸《医学心悟》

【组成】紫河车_君，人参_臣，鹿角_{青臣}，龟板_{青臣}，黄芪_{炙佐}，白术_佐，山药_{蒸佐}，茯苓_{蒸佐}，当归_{蒸佐}，枣仁_{炒佐}，远志_{炒佐}，白芍_{炒佐}，枸杞子_{蒸佐}，熟地_{蒸佐}。

【功效】补五脏虚损。

【方歌】补天大造治虚劳，参芪术归枣白芍；龟鹿用胶河车远，枸杞熟地苓山药。

趣味记忆 补天俯身骑鹿至山地，板车捎竹子早归。

解释： 补天（大造丸） 茯（苓） （人）参 （黄）芪 鹿（角）（远）志 山（药）（熟）地,（龟）板 （紫河）车 （白）芍 （白）术 （枸杞）子 枣（仁）（当）归。"补天"可联想为人名。

方剂特点 五脏虚损同益，脾肾为要；气血阴阳并补，补而不峻，滋而不腻。

【注意事项】本方为补益虚损之常用方。实证和热证均慎用。

『类方比较记忆』

理中汤（丸）- 四君子汤 - 补中益气汤

相同点： 皆含人参、白术、炙甘草，均具有补中益气之功，适用于脾胃气虚证。均可见气短乏力，面色萎白，食少便溏，舌淡苔白，脉虚等临证表现。

不同点：

理中汤： 以干姜为君，重在温中祛寒。主要用于脾胃虚寒证。以脘腹绵绵疼痛，喜温喜按，呕吐便溏，畏寒肢冷，舌淡苔白，脉沉细为辨证要点。

四君子汤： 以人参为君，配以茯苓，重在健补脾胃之气，兼助运化。主要用于脾胃气虚证。以气短乏力，面色萎黄，食少，舌淡苔白，脉虚缓为辨证要点。

补中益气汤： 以黄芪为君，伍以升麻、柴胡等升阳药，功善补气升阳、甘温除热。主要用于脾虚气陷证。以中气虚弱或清阳下陷，或慢性发热，少气乏力，面色㿠白，舌淡，脉虚软无力为辨证要点。

四君子汤 - 异功散 - 六君子汤 - 香砂六君子汤

相同点： 皆含四君子汤，均具有补中益气之功，适用于脾胃气虚证。均可见气短乏力，面色萎黄，食少便溏，舌淡苔白，脉虚缓等临证表现。

不同点：

四君子汤： 重在健补脾胃之气，兼助运化，为补气之基础方，主要用于脾胃气虚证。以气短乏力，面色萎黄，食少便溏，舌淡

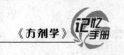

苔白, 脉虚缓为辨证要点。

异功散: 由四君子汤加陈皮而成, 主以益气健脾, 辅以行气化滞。主要用于脾胃气虚兼有气滞证。以饮食减少, 胸脘胀闷不舒, 大便溏薄, 舌淡苔白, 脉虚为辨证要点。

六君子汤: 由四君子汤加陈皮、半夏而成, 于益气健脾中又加燥湿化痰之功。主要用于脾胃气虚兼痰湿证。以食少便溏, 胸脘痞闷, 呕逆, 舌淡苔白腻, 脉滑为辨证要点。

香砂六君子汤: 于六君子汤中又加砂仁、木香、生姜, 增强其行气化痰之力。主要用于脾胃气虚, 痰阻气滞证。以呕吐痞闷, 不思饮食, 脘腹胀痛, 舌淡苔白腻, 脉滑为辨证要点。

玉屏风散 – 桂枝汤

相同点: 均具有固表止汗之功, 适用于表虚自汗。均可见汗出恶风, 舌淡苔白, 脉虚等临证表现。

不同点:

玉屏风散: 重用黄芪、白术, 益气固表止汗, 其自汗恶风为卫气虚弱、腠理不固所致, 责之于正气虚。以面色㿠白, 舌淡苔薄白, 脉浮虚等气虚表现为辨证要点。

桂枝汤: 以辛温之桂枝为君, 解肌发表止汗。其自汗恶风为外感风寒、营卫不和所致, 责之于邪气实。以发热恶寒, 汗出, 头痛, 脉浮缓等外感表现为辨证要点。

补中益气汤 – 参苓白术散 – 归脾汤 – 玉屏风散

相同点: 皆含黄芪、白术, 均具有益气补脾之功, 适用于脾胃气虚证。均可见体倦, 食少, 面色萎黄, 舌淡, 脉虚等临证表现。

不同点：

补中益气汤：配伍升麻、柴胡、陈皮，意在补气升阳，并能甘温除热。主要用于脾虚气陷之久泻久痢，脏器下垂。以少气乏力，面色㿠白，舌淡，脉虚软无力为辨证要点。

参苓白术散：以人参、白术、茯苓为君，善健脾渗湿，兼能补益肺气。主要用于脾虚湿盛证。亦治肺脾气虚之痰湿咳喘。以肠鸣泄泻，舌淡苔白腻，脉虚缓为辨证要点。

归脾汤：配伍养心安神之品，心脾双补，益气生血。主要用于心脾气血两虚证。以心悸怔忡，健忘失眠，或便血崩漏为辨证要点。

玉屏风散：以益气固表止汗为主。主要用于卫气虚弱，腠理不固之自汗。以汗出恶风，面色㿠白，舌淡，脉虚为辨证要点。

生脉散－王氏清暑益气汤

相同点：均具有益气生津之功，适用于暑伤气阴证。均可见体倦少气，口渴咽干，脉虚数等临证表现。

不同点：

生脉散：以人参为君，益气敛阴止汗，属于补益剂。主要用于暑热已去，气阴两伤，纯虚无邪证；并治久咳肺虚，气阴两虚之证。以神疲乏力，气短懒言，咽干口渴，舌干红，脉虚数为辨证要点。

王氏清暑益气汤：以西瓜翠衣、西洋参为君，清暑益气生津，属于祛暑剂。主要用于暑热炽盛，气津两伤，邪实正虚证。以身热心烦，小便短赤为辨证要点。

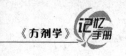

生脉散 - 炙甘草汤 - 加减复脉汤

相同点： 均具有养阴生津之功，适用于津液亏虚证。均可见口渴咽干，舌淡红，脉虚数等临证表现。

不同点：

生脉散： 以人参为君，主以生津，兼能益气。主要用于温热、暑热所致气阴两伤证或久咳伤肺，气阴两虚证。以气短乏力，咽干口渴，舌干红，脉虚数为辨证要点。

炙甘草汤： 于滋阴补血、益气养心之品中，加温通之桂枝、生姜，重在气血阴阳并补。主要用于阴血阳气俱虚证。以虚羸少气，心动悸，脉结代为辨证要点。

加减复脉汤： 为炙甘草汤去辛温通散之品，加入养血敛阴之白芍而成，重在滋阴养液、敛阴复脉。主要用于温热病后期，阴液亏虚证。以身热面红，手足心热，口干舌燥，舌质鲜红，脉虚大为辨证要点。

逍遥散 - 一贯煎

相同点： 均具有疏肝理气之功，适用于肝郁气滞之胁痛。均可见两胁作痛，口苦咽干，舌质淡红，脉虚弦等临证表现。

不同点：

逍遥散： 以疏肝之柴胡为君，配以柔肝之品，长于疏肝解郁，并能养血健脾，为疏肝健脾之代表方。主要用于情志不遂，肝郁血虚之胁肋疼痛。以两胁作痛，神疲食少，月经不调，脉弦而虚为辨证要点。

一贯煎： 以生地为君，配以滋补肝肾之品，重在滋养肝肾，兼以疏肝理气，为滋阴疏肝法之代表方。主要用于肝肾阴虚，肝气不舒之胁肋疼痛。以胸脘胁痛，咽干口燥，舌红少津，脉虚弦为辨证要点。

四物汤－归脾汤

相同点：均具有补血养血之功，适用于阴血不足证。均可见头晕心悸，面色、唇爪无华，舌淡，脉细弱等临证表现。

不同点：

四物汤：君以熟地，为滋阴补血之要药，配伍当归、白芍、川芎以补血养血活血。本方主以补血调血，为补血调经之基本方。主要用于营血虚滞证。以头晕心悸，面色、唇爪无华，舌淡，脉细为辨证要点。

归脾汤：以黄芪、龙眼肉为君，为益气补血、健脾养心之剂，心脾同补，重在益气健脾。主要用于脾胃气虚，脾不统血证。以气短乏力，心悸失眠，或便血崩漏，舌淡，脉细弱为辨证要点。

六味地黄丸－肾气丸

相同点：皆含"三补""三泻"之品，均具有补肾之功，适用于肾虚证。均可见腰膝酸软，脉沉等临证表现。

不同点：

六味地黄丸：以熟地黄为君，三阴并补，功能滋阴补肾。主要用于肾阴不足证。以腰膝酸软，头晕目眩，口燥咽干，舌红少苔，脉沉细为辨证要点。

肾气丸：在六味地黄丸基础上加入少量附子、桂枝，少火生气以补肾助阳。主要用于肾阳不足证。以腰膝酸软，腰以下冷，

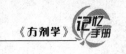

小便失常，舌淡而胖，脉沉无力为辨证要点。

六味地黄丸－左归丸－大补阴丸

相同点：均具有滋补肾阴之功，适用于肾阴虚证。均可见头晕目眩，腰膝酸软，舌红少苔，脉沉等临证表现。

不同点：

六味地黄丸：以熟地为君，三补三泻，重在补肾，用于肾阴不足证。以腰膝酸软，头晕目眩，口燥咽干，舌红苔，脉沉细为辨证要点。

左归丸：于滋阴之中又配以血肉有情之味及助阳之品，功善填精益髓。主要用于肾阴亏损较重之真阴不足证。以头晕目眩，腰酸腿软，舌光少苔，脉细为辨证要点。

大补阴丸：于滋阴填精之味中又加降火之品，功善滋阴降火。主要用于阴虚火旺证。以骨蒸潮热，盗汗遗精，心烦易怒，舌红少苔，尺脉数而有力为辨证要点。

肾气丸－济生肾气丸－右归丸

相同点：均具有温补肾阳之功，适用于肾阳虚证。均可见腰膝酸软，畏寒肢冷，小便清长，舌淡，脉沉等临证表现。

不同点：

肾气丸：大剂滋阴之品中配伍少量温阳药，少火生气以温补肾阳。主要用于肾阳不足证。以腰膝酸软，腰以下冷，小便失常，舌淡而胖，脉沉无力为辨证要点。

济生肾气丸：于温阳药中加入利水之品，功善温阳利水。主要用于阳虚水肿而肾虚不著者。以腰膝酸软，腰以下冷，下肢水肿，舌淡而胖，脉沉无力为辨证要点。

右归丸：纯补无泻，阴中求阳，重在补肾阳，益精髓。主要用于真阳不足，命门火衰之证。以腰膝酸软，畏寒肢冷，神疲乏力为辨证要点。

补天大造丸－龟鹿二仙胶

相同点：均为阴阳并补之剂，适用于阴阳两虚证。均可见气短乏力，头晕目眩，腰膝酸软等临证表现。

不同点：

补天大造丸：以紫河车为君，能补五脏虚损。主要用于阴阳气血俱虚之虚劳证。以气短乏力，头晕心悸，腰膝酸软为辨证要点。

龟鹿二仙胶：重用鹿角、龟板，功能滋阴填精、益气壮阳。主要用于真元虚损，精血不足证。以腰膝酸软，两目昏花，阳痿遗精为辨证要点。

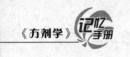

第九章 固涩剂

概要口诀

固涩剂因正气弱，气血精津散或脱；

固表止汗又涩肠，涩精固崩敛肺咳；

正气耗散需补益，亡阳欲脱参附活；

外邪未去不宜早，病属邪实切忌涩。

第一节 固表止汗剂

牡蛎散《太平惠民和剂局方》

【组成】牡蛎煅君，黄芪臣，麻黄根佐，小麦使。

【功效】敛阴止汗，益气固表。

【方歌】牡蛎散内用黄芪，浮麦麻黄根最宜；自汗盗汗心液损，固表敛汗见效奇。

趣味记忆 牡蛎买马骑。

解释：牡蛎（散）（小）麦　麻（黄根）（黄）芪。

<u>方剂特点</u>　涩补并用，以涩为主；气阴兼顾，以气为主。

【注意事项】本方为治疗卫外不固，阴液损伤，心阳不潜所致自汗和盗汗之常用方。阴虚火旺所致盗汗者不宜使用；亡阳汗出者忌用。

第二节　敛肺止咳剂

九仙散《卫生宝鉴》

【组成】罂粟壳蜜炒君，五味子臣，人参臣，阿胶臣，乌梅臣，款冬花佐，桑白皮佐，贝母佐，桔梗使。

【功效】敛肺止咳，益气养阴。

【方歌】九仙罂粟乌梅味，参胶桑皮款桔贝；敛肺止咳益气阴，久咳肺虚效堪慰。

<u>趣味记忆</u>　九仙丧母无人（管），应叫五妹（去）借款。

解释：九仙（散）桑（白皮）（贝）母　五（味子）人（参），罂（粟）（阿）胶　乌梅　桔（梗）　款（冬花）。

<u>方剂特点</u>　收敛固涩与益气养阴兼顾，以敛涩为主；敛降之中寓以升宣，以敛降为重；"敛肺""补肺""肃肺"三法同施。

【注意事项】本方为治疗久咳伤肺，气阴两虚证之常用方。方中罂粟壳有毒，不宜多服久服；咳嗽兼有表邪、痰热邪实为主而

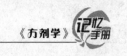

气阴不虚者，均不宜使用，以免"闭门留寇"。

第三节　涩肠固脱剂

真人养脏汤《太平惠民和剂局方》

【组成】罂粟壳_炙君，诃子臣，肉豆蔻_煨臣，人参佐，当归佐，白术_焙佐，肉桂佐，白芍药佐，木香佐，甘草_炙佐。

【功效】涩肠固脱，温补脾肾。

【方歌】真人养脏罂粟壳，当归肉蔻木香诃；参术甘草肉桂芍，脱肛久痢早煎合。

趣味记忆　真人合审诸草寇，穆桂英当哨。

解释：真人（养脏汤）诃（子）（人）参（白）术（甘）草（肉豆）蔻，木（香）（肉）桂罂（粟壳）当（归）（白）芍。可以联想为：各位真人合审诸多草寇，穆桂英放哨。

方剂特点　涩温相伍，以涩为主；涩中寓补，补中有行；脾肾兼顾，重在补脾。

【注意事项】本方为治疗泻痢日久，脾肾虚寒证之常用方。因罂粟壳有毒，不宜多服；泄泻、下痢初起以及积滞热毒未去者，均忌用。

四神丸 《证治准绳》

【组成】补骨脂❶，肉豆蔻❷，五味子❸，吴茱萸 浸炒 ❸，生姜❸，大枣❸。

【功效】温肾暖脾，固肠止泻。

【方歌】四神故纸吴茱萸，肉蔻五味四般须；大枣百枚姜八两，五更肾泄火衰扶。

趣味记忆 四婶将枣了肉都喂鱼。

解释：四神（丸）（生）姜　（大）枣　（补骨）脂　肉（豆蔻）（五）味（子）（吴茱）萸。

方剂特点 温涩并用，以温为主；脾肾并补，重在补肾。

【注意事项】本方为治疗命门火衰，火不暖土所致五更泄泻或久泻之代表方。湿热泄泻者忌用。

桃花汤 《伤寒论》

【组成】赤石脂❶，干姜❷，粳米❸。

【功效】涩肠止痢，温中散寒。

【方歌】桃花汤用赤石脂，粳米干姜共用使；为涩虚寒少阴利，热邪滞下切勿施。

趣味记忆 桃花秘制酱。

解释：桃花（汤）（粳）米　（赤石）脂　（干）姜。

方剂特点 涩肠止痢与温中散寒并用，标本兼顾，主以涩肠

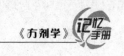

止痢。

【注意事项】本方为治疗虚寒痢之常用方。方中赤石脂一半入煎剂，一半为末冲服，以直入肠道，加强涩肠止利之功。热痢便脓血，里急后重，肛门灼热者忌用。

【附方】

赤石脂禹余粮汤《伤寒论》

【组成】赤石脂，太乙余粮。

【功效】涩肠止泻。

【方歌】赤石余粮各一斤，下焦下利此汤欣；理中不应宜斯法，炉底填来得所闻。

趣味记忆 赤石余粮。

解释：赤石（脂）（禹）余粮。

驻车丸《外台秘要》

【组成】黄连君，当归臣，阿胶炙臣，干姜佐，老醋使。

【功效】清热燥湿，养阴止痢。

【方歌】驻车黄连最厚肠，阿胶当归黑炮姜；久痢阴伤邪未尽，滋阴止痢保安康。

趣味记忆 驻车处（方），阿连归江。

解释：驻车（丸）（老）醋，阿（胶）（黄）连（当）归（干）姜。

方剂特点 寒温并用，主以苦寒，辅以濡润酸敛；清热不伤阳，燥湿不劫阴。

【注意事项】本方为治疗久痢伤阴而湿热未尽之常用方。湿热积滞，痢疾初起者忌用。

第四节 涩精止遗剂

金锁固精丸《医方集解》

【组成】沙苑蒺藜炒^君，芡实蒸^臣，莲须^臣，龙骨酥炙^佐，牡蛎煅^佐。

【功效】补肾涩精。

【方歌】金锁固精芡莲须，龙牡蒺藜涩精取。

趣味记忆 金锁链牵龙母祭礼。

解释：金锁（固精丸） 莲（须） 芡（实）龙（骨） 牡（蛎）（沙苑）蒺藜。

方剂特点 涩中寓补，重在温涩固精以治标，兼能补肾益精以治本；寓"散者收之""精病调神"之意。

【注意事项】本方为治疗肾虚精关不固证之常用方。肝经湿热下注或阴虚火旺而致遗精者，均不宜使用。

【附方】

水陆二仙丹《洪氏集验方》

【组成】金樱子，鸡头实。

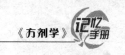

【功效】补肾涩精。

【方歌】水陆二仙金樱芡，补肾涩精经带敛。

趣味记忆 水陆二仙欠金。

解释：水陆二仙（丹） 芡（实） 金（樱子）。芡实即鸡头实。

桑螵蛸散 《本草衍义》

【组成】桑螵蛸^君，龙骨^臣，人参^臣，龟甲^臣，远志^佐，菖蒲^佐，茯神^佐，当归^佐。

【功效】调补心肾，固精止遗。

【方歌】桑螵蛸散治便数，参苓龙骨同龟壳；菖蒲远志及当归，补肾宁心健忘合。

趣味记忆 上漂神龙远，当归仆人家。

解释：桑螵（蛸散） （茯）神 龙（骨） 远（志），当归 （菖）蒲 人（参） （龟）甲。

方剂特点 补涩并用，气血并调；补肾固精与养心安神相配，水火既济，心肾相交。

【注意事项】本方为治疗心肾两虚，水火不交证之常用方。下焦湿热之尿频者忌用。

缩泉丸 《魏氏家藏方》

【组成】益智仁^炒^君，天台乌药^臣，山药^佐。

【功效】温肾祛寒，缩尿止遗。

【方歌】缩泉乌药益智仁，温肾祛寒止尿频。

趣味记忆 说劝巫山之人。

解释： 缩泉（丸）　乌（药）　山（药）　（益）智仁。

方剂特点 温中兼补，涩中寓行，使下焦得温而寒去，膀胱约束有权。

【注意事项】本方为治疗膀胱虚寒证之常用方。肝经湿热下注之尿频遗尿不宜使用。

第五节　固崩止带剂

固冲汤 《医学衷中参西录》

【组成】白术_炒**君**，生黄芪**君**，萸肉**臣**，生杭芍**臣**，龙骨_煅**佐**，牡蛎_煅**佐**，海螵蛸**佐**，茜草**佐**，棕边炭**佐**，五倍子**佐**。

【功效】益气健脾，固冲摄血。

【方歌】固冲汤中芪术龙，牡蛎海蛸五倍同；茜草山萸棕炭芍，益气止血治血崩。

趣味记忆 固冲骑母龙鱼海漂，钟少牵吾辈子拜祖。

解释： 固冲（汤）　（黄）芪　牡（蛎）　龙（骨）　萸（肉）　海螵（蛸），棕（边炭）　（白）芍　茜（草）　五倍子　白术。"固冲""钟少"可联想为人名。

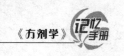

方剂特点 健脾固冲以治本，固涩止血以治标；补涩相合，以涩为主；涩中有行，止不留瘀；脾肾同调，主补脾气。

【注意事项】本方为治疗脾肾亏虚、冲脉不固之崩漏、月经过多之常用方。血热妄行而崩漏者忌用。

【附方】

震灵丹《太平惠民和剂局方》

【组成】禹余粮煅，紫石英，赤石脂，丁头代赭石煅，滴乳香，五灵脂，没药，朱砂水飞。

【功效】止血化瘀。

【方歌】震灵丹用禹余粮，石脂石英乳没香；代赭灵脂朱砂合，固崩止带效果强。

趣味记忆 震灵应代乌猪吃良药。

解释：震灵（丹）（紫石）英 代（赭石） 五（灵脂） 朱（砂） 赤（石脂） （禹余）粮 （没）药。

固经丸《丹溪心法》

【组成】白芍炒君，龟板炙君，黄芩炒臣，黄柏炒臣，椿树根皮佐，香附子佐。

【功效】滋阴清热，固经止血。

【方歌】固经丸用龟板君，黄柏椿皮香附群；黄芩芍药酒丸服，漏下崩中色黑殒。

趣味记忆 顾晶、黄伯捎香椿归亲。

解释：固经（汤）、黄柏　（白）芍　香（附）　椿（树根皮）龟（板）（黄）芩。可以联想为：顾晶和黄柏回归时给亲人捎香椿。

方剂特点　甘寒辅以苦寒，意在壮水制火；酸收佐以辛行，意在涩而不滞。

【注意事项】本方为治疗阴虚血热之月经过多及崩漏的常用方。内有瘀血者，脾胃虚寒者，均不宜使用；孕妇慎用。

易黄汤 《傅青主女科》

【组成】山药炒**君**，芡实炒**君**，白果碎**臣**，黄柏盐水炒**佐**，车前子酒炒**佐**。

【功效】补益脾肾，清热祛湿，收涩止带。

【方歌】易黄山药与芡实，白果黄柏车前子；固肾清热又祛湿，肾虚湿热带下使。

趣味记忆　易黄泊车食山果。

解释：易黄（汤）（黄）柏　车（前子）　（芡）实　山（药）（白）果。可以联想为：易黄停车吃山果。

方剂特点　补中有涩，涩中寓清，重在补虚固涩，辅以清利。

【注意事项】本方为治疗脾肾虚弱，湿热带下之常用方。寒湿证者慎用。

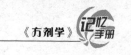

『类方比较记忆』

牡蛎散 - 玉屏风散 - 当归六黄汤

相同点：均具有固表止汗之功，适用于自汗盗汗。均可见汗出，心悸，短气，舌淡，脉细弱等临证表现。

不同点：

牡蛎散：于益气止汗中加入牡蛎以敛阴潜阳，补敛并用，重在敛阴潜阳，属于固涩剂。主要用于卫外不固，兼有阴伤，心阳不潜的自汗、盗汗。以汗出，心悸，短气，舌淡，脉细弱为辨证要点。

玉屏风散：以黄芪为君，益气以固表，以补气为主，以补为固，属于补益剂。主要用于气虚卫外不固之自汗，或治虚人易感风邪者。以汗出恶风，面色㿠白，舌淡，脉虚为辨证要点。

当归六黄汤：于补气之中加入当归、生地、熟地、黄连、黄芩、黄柏等滋阴泻火之品，侧重滋阴泻火，属于清热剂。主要用于阴虚火旺之盗汗。以盗汗，面赤，心烦溲赤，舌红，脉数为辨证要点。

真人养脏汤 - 四神丸

相同点：均具有温肾暖脾、涩肠止泻之功，适用于脾肾虚寒之泄泻。均可见泄泻，不思饮食，神疲乏力，腹冷痛等临证表现。

不同点：

真人养脏汤：以罂粟壳为君，主以固涩，兼以温补脾肾。主要用于脾肾虚寒，以脾虚为主的泻痢日久，滑脱不禁。以大便滑脱不禁，腹痛喜温喜按，食少神疲，舌淡苔白，脉迟细为辨证要点。

四神丸：以补骨脂为君，重在温补命门之火，兼以暖脾涩肠。主要用于命门火衰，火不生土所致之五更泻。以五更泄泻，不思饮食，舌淡苔白，脉沉迟无力为辨证要点。

真人养脏汤 – 桃花汤

相同点：均具有温中止泻之功，适用于脾胃虚寒之泻痢。均可见下痢脓血，不思饮食，腹冷痛，舌淡苔白，脉沉迟等临证表现。

不同点：

真人养脏汤：固涩温阳之品配伍人参、白术、当归、白芍，温补脾肾止泻，以补为主。主要用于脾肾虚寒，以脾虚为主的泻痢日久，滑脱不禁。以大便滑脱不禁，腹痛喜温喜按，食少神疲，舌淡苔白，脉迟细为辨证要点。

桃花汤：酸涩之品配伍辛温之干姜，温中涩肠止痢，以温为主。主要用于下痢脓血属虚寒证者。以久痢不愈，便脓血，色暗，腹痛喜温喜按，舌淡苔白，脉迟弱为辨证要点。

四神丸 – 理中丸

相同点：均具有温阳止泻之功，适用于虚寒泄泻。均可见泄泻，脘腹疼痛，不思饮食，舌淡苔白，脉沉等临证表现。

不同点：

四神丸：以补骨脂为君，重在温补命门之火，兼以暖脾涩肠。主要用于命门火衰，火不生土所致之五更泻。以五更泄泻，不思饮食，舌淡苔白，脉沉迟无力为辨证要点。

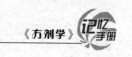

理中丸：以干姜为君，侧重温中而止泻。主要用于脾胃虚寒所致之泄泻。以脘腹疼痛，喜温喜按，呕吐便溏，脘痞食少，畏寒肢冷，舌淡苔白，脉沉细为辨证要点。

金锁固精丸 - 桑螵蛸散

相同点：均具有涩精止遗、补肾固精之功，适用于肾虚精关不固之遗精滑泄。均可见腰膝酸软，遗精滑泄，尿频，舌淡苔白，脉细弱等临证表现。

不同点：

金锁固精丸：以沙苑蒺藜为君，功专固肾涩精止遗。主要用于肾虚精关不固之遗精滑泄证。以遗精滑泄，腰痛耳鸣，舌淡苔白，脉细弱为辨证要点。

桑螵蛸散：以桑螵蛸为君，兼加益气宁心、滋阴潜阳之品，重在调补心肾止遗。主要用于心肾两虚之尿频、遗尿、滑精等证。以尿频或遗尿，心神恍惚，舌淡苔白，脉细弱为辨证要点。

桑螵蛸散 - 缩泉丸

相同点：均具有固涩止遗之功，适用于小便频数或遗尿。均可见尿频，遗尿，舌淡苔白，脉弱等临证表现。

不同点：

桑螵蛸散：以桑螵蛸为君，兼加益气宁心安神之品，重在调补心肾以止遗。主要用于心肾两虚之尿频、遗尿、滑精等证。以尿频或遗尿，心神恍惚，舌淡苔白，脉细弱为辨证要点。

缩泉丸：以益智仁为君，兼加温肾固涩之品，重在温散膀胱虚寒以止遗。主要用于下元虚冷所致之小便频数。以尿频，遗尿，舌淡，脉沉弱为辨证要点。

固冲汤－归脾汤

相同点：均具有益气健脾摄血之功，适用于脾胃虚弱所致之出血证。均可见气短乏力，不思饮食，出血色淡，舌淡，脉弱等临证表现。

不同点：

固冲汤：补益之品配伍煅龙骨、煅牡蛎、棕榈炭、五倍子，主以固冲摄血，辅以健脾益气，属于固涩剂，为急则治标之法。主要用于脾肾虚弱，冲脉不固证。以出血量多，色淡质稀，腰膝酸软，舌淡，脉微弱为辨证要点。

归脾汤：黄芪、龙眼肉配伍人参、白术，重在益气摄血，以补为固，属于补益剂，为缓则治本之法。主要用于脾不统血之失血证。以气短乏力，心悸失眠，或便血崩漏，舌淡，脉细弱为辨证要点。

第十章 安神剂

概要口诀

安神剂治神不安，心悸失眠狂躁烦；

重镇补养常用法，交通心肾大法全；

火热瘀痰致狂者，泻火祛瘀及化痰；

金石贝类易伤胃，健脾和胃可加添。

第一节 重镇安神剂

朱砂安神丸《内外伤辨惑论》

【组成】朱砂_{水飞}君，黄连_{酒洗}臣，当归佐，生地黄佐，甘草佐。

【功效】镇心安神，清热养血。

【方歌】朱砂安神东垣方，归连甘草合地黄；怔忡不寐心烦乱，养阴清热可复康。

趣味记忆 敢当皇帝，诛杀俺婶。

158

解释: 甘(草) 当(归) 黄(连) (生)地,朱砂安神(丸)。

方剂特点 质重与苦寒相伍,镇清并用,清中兼补;标本同治,主以祛邪治标,辅以滋阴养血治本。

【注意事项】 本方为治疗心火亢盛,阴血不足所致神志不安之代表方。方中朱砂含硫化汞,不宜多服及久服,以防汞中毒;素体脾胃虚弱者慎用。

【附方】

生铁落饮 《医学心悟》

【组成】 天冬,麦冬,贝母,胆星,橘红,远志肉,石菖蒲,连翘,茯苓,茯神,元参,钩藤,丹参,辰砂。

【功效】 镇心安神,清热涤痰。

【方歌】 生铁连翘钩藤玄,朱砂二茯二冬远;丹参蒲贝橘星胆,镇心涤痰肝火泻。

趣味记忆 神铁罗(汉)元旦撬动星辰,够猖獗,天母审之。

解释: 生铁落(饮) 元(参) 丹(参) (连)翘(麦)冬 (胆)星 辰(砂),钩(藤)菖(蒲)橘(红),天(冬) (贝)母 (茯)神 (远)志。

磁朱丸 《备急千金要方》

【组成】 磁石㊤,光明砂㊥,神曲㊦,蜂蜜㊧。

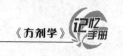

【功效】重镇安神，交通心肾。

【方歌】磁朱丸中有神曲，安神潜阳治目疾；心悸失眠皆可用，癫狂痫证服之宜。

趣味记忆 磁朱封神。

解释：磁（石） 朱（砂） 蜂（蜜） 神（曲）。

方剂特点 主以重镇沉降，交通心肾；佐以健胃和中，兼顾中州；蜜炼为丸，药性和缓。

【注意事项】本方为重镇安神，交通心肾之代表方。方中磁石、朱砂均为重坠之品，易损伤脾胃，不宜服用过量或久服。肝肾功能损害及胃溃疡者均忌用；不宜与碘或溴化物并用。

珍珠母丸《普济本事方》

【组成】珍珠母君，龙齿君，当归焙臣，熟地黄臣，人参臣，酸枣仁炒臣，柏子仁研臣，茯神臣，犀角（水牛角代）佐，沉香佐，朱砂佐，金银花佐使，薄荷佐使，蜂蜜使。

【功效】镇心安神，平肝潜阳，滋阴养血。

【方歌】珍珠母丸归地参，犀沉龙齿柏枣仁；炼蜜为丸茯神人，朱砂为衣镇心神。

趣味记忆 珍珠母摆犀香找神龙，当地人（花）金银觅薄纱。

解释：珍珠母（丸） 柏（子仁） 犀（角） （沉）香 （酸）枣（仁） （茯）神 龙（齿），当（归） （熟）地 人（参） 金银（花） （蜂）蜜 薄（荷） （朱）砂。

方剂特点 标本兼顾，重镇潜降以治标，滋养安神以治本。

【注意事项】本方为治疗阴血不足，心肝阳亢所致神志不安之常用方。纯属痰热或痰火为患的惊悸或少寐者，均不宜使用。

桂枝甘草龙骨牡蛎汤《伤寒论》

【组成】牡蛎_熬🅰️，龙骨🅰️，桂枝🅱️，炙甘草🅱️🅲️。

【功效】潜镇安神，温通心阳。

【方歌】桂甘龙骨牡蛎汤，温补镇摄潜心阳；心阳不足烦躁证，服之神安躁悸康。

趣味记忆 略。

方剂特点 潜摄浮阳以镇心神，辛甘合法以温心阳。

【注意事项】本方为治疗心阳虚损所致神志不安之代表方。心阴虚烦忌用。

第二节　补养安神剂

天王补心丹《校注妇人良方》

【组成】生地黄_君，当归_{酒浸}🅱️，麦门冬🅱️，天门冬🅱️，柏子仁🅱️，酸枣仁_炒🅱️，人参🅲️，茯苓🅲️，玄参🅲️，丹参🅲️，远志🅲️，五味子🅲️，朱砂🅲️，桔梗🅳️。

【功效】滋阴养血，补心安神。

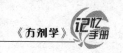

【方歌】天王补心柏枣仁，二冬生地与归身；三参桔梗朱砂味，远志茯苓共养神。

趣味记忆 天王三生俘二人，冬天五更远地归。

解释： 天王（补心丹）三参 茯（苓）二仁,（麦）冬 天（冬）五（味子）（桔）梗 远（志）（生）地 （当）归。可以记忆为：天王用三生俘房二人，在一个冬天的五更时候从远处归来。"三参"即人参、玄参和丹参；"二仁"即柏子仁和酸枣仁。

方剂特点 重用甘寒，补中寓清；心肾并治，重在养心；标本兼治，重在治本；桔梗载药上行，增强安神之效。

【注意事项】本方为治疗心肾阴血亏虚，虚火上炎所致神志不安之常用方。方中含朱砂，不宜过量久服；脾胃虚寒，痰湿留滞者不宜使用。

【附方】

柏子养心丸《体仁汇编》

【组成】柏子仁，枸杞子，麦门冬，当归，石菖蒲，茯神，玄参，熟地黄，甘草。

【功效】养心安神，滋阴补肾。

【方歌】柏子养心熟地黄，玄参麦冬枸杞良；当归茯神石菖蒲，再入甘草滋肾尝。

趣味记忆 波仔养心肝，卖地选狗当神捕。

解释： 柏子养心（丸）甘（草），麦（冬）（熟）地 玄（参）枸（杞子）当（归）（茯）神 （石菖）蒲。

孔圣枕中丹《备急千金要方》

【组成】龟甲，龙骨，远志，菖蒲。

【功效】补肾宁心，益智安神。

【方歌】枕中丹出千金方，龟板龙骨远志菖；或丸或散黄酒下，开心定志又潜阳。

趣味记忆 孔圣枕菖蒲，远志归龙骨。

解释：孔圣枕（中丹） 菖蒲，远志 龟（甲） 龙骨。

酸枣仁汤《金匮要略》

【组成】酸枣仁🈷️，知母🈯️，茯苓🈲️，川芎🈳️，甘草🈴️。

【功效】养血安神，清热除烦。

【方歌】酸枣仁汤治失眠，川芎知草茯苓煎；养血除烦清虚热，安然入睡梦乡甜。

趣味记忆 酸枣仁兄干知府。

解释：酸枣仁（汤） （川）芎 甘（草） 知（母） 茯（苓）。

方剂特点 以酸收为主，辛散为辅，兼以甘缓；心肝同治，重在养肝；补中兼行，以适肝性。

【注意事项】本方为治疗肝血虚所致虚烦失眠之常用方。方中重用酸枣仁，且需捣碎先煎方能取效。

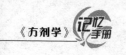

甘麦大枣汤 《金匮要略》

【组成】小麦^君，甘草^臣，大枣^佐。

【功效】养心安神，和中缓急。

【方歌】《金匮》甘麦大枣汤，妇人脏躁喜悲伤；精神恍惚常欲哭，养心安神效力彰。

趣味记忆 敢埋大枣。

解释： 甘（草）（小）麦 大枣。

方剂特点 甘平质润，缓益心肝；寓"肝苦急，急食甘以缓之"之法。

【注意事项】本方为治疗脏躁之代表方。痰火内盛之癫狂证不宜使用。

养心汤 《仁斋直指方论》

【组成】人参^君，黄芪_炙^君，当归^臣，白茯苓^臣，茯神^臣，半夏曲^佐，川芎^佐，远志肉_焙^佐，辣桂^佐，柏子仁^佐，酸枣仁_炒^佐，北五味子^佐，生姜^佐，大枣^佐，甘草_炙^使。*"辣桂"即肉桂。

【功效】补益气血，养心安神。

【方歌】养心汤用草芪参，二茯芎归柏子仁；夏曲远志兼桂味，再加酸枣宁心神。

趣味记忆 养心五老神奇远归，穿梭森林办下百柜。

解释： 养心（汤） 五（味子） （国）老 （茯）神 （黄）芪 远（志） （当）归，川（芎） 酸（枣仁） （人）参 （茯）

苓 半夏（曲） 柏（子仁）（肉）桂。"国老"即甘草。

方剂特点 气血并补，重在补气；心脾同治，重在宁心。

【注意事项】本方为治疗气血不足，心神不宁证之代表方。痰热内扰，阴虚火旺者，均不宜使用。

【附方】

定志丸《杨氏家藏方》

【组成】人参，白茯苓，石菖蒲，远志，龙齿，酸枣仁_炒，铁粉，麦门冬_焙，朱砂_{水飞}，乳香，麝香，琥珀。

【功效】补益心脾，安神定志。

【方歌】定志丸是杨家方，参苓菖远乳麝香；齿砂枣仁铁粉入，琥珀麦冬心脾康。

趣味记忆 定制铁猪笼，森林射只虎，找汝买菖蒲。

解释： 定志（丸） 铁（粉） 朱（砂） 龙（齿），（人）参 （茯）苓 麝（香）（远）志 琥（珀），（酸）枣（仁）乳（香）麦（冬）菖蒲。

第三节 交通心肾剂

交泰丸《韩氏医通》

【组成】川黄连^君，肉桂心^佐。

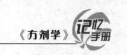

【功效】交通心肾。

【方歌】心肾不交交泰丸，一份桂心十份连；怔忡不寐心阳亢，心肾交时自可安。

趣味记忆 交泰鬼脸。

解释：交泰（丸）（肉）桂 （黄）连。

方剂特点 寒热并用而主以苦寒，清降心火以交通心肾。

【注意事项】本方为治疗心肾不交，心火上亢所致神志不安之代表方。黄连与肉桂用量比例为 10：1。阴虚火旺失眠者不宜使用。

黄连阿胶汤《伤寒论》

【组成】黄连君，阿胶君，黄芩臣，芍药臣，鸡子黄佐。

【功效】滋阴降火，除烦安神。

【方歌】黄连阿胶鸡子黄，黄芩白芍合成方；水亏火炽烦不卧，滋阴降火自然康。

趣味记忆 黄连、阿娇亲（自）烧鸡。

解释：黄连阿胶（汤）（黄）芩 芍（药） 鸡（子黄）。

方剂特点 苦寒与酸甘并进，苦寒以降心火，酸甘以滋肾水，标本兼顾，交通心肾。

【注意事项】本方为治疗阴虚火旺、心肾不交所致失眠之常用方。方中鸡子黄为血肉有情之品，擅长养心滋肾，需生用。阳虚火衰或纯实火所致的心悸和不寐，均忌用。

『类方比较记忆』

朱砂安神丸 - 天王补心丹 - 黄连阿胶汤

相同点：均具有镇静安神之功，适用于神志不安。均可见心悸怔忡，心烦失眠，舌红，脉细数等临证表现。

不同点：

*朱砂安神丸：*以质重之朱砂为君，苦寒之黄连为臣，重在镇心安神、清心泻火，兼滋阴养血，属重镇安神之剂。主要用于心火亢盛，灼伤阴血，阴血不足所致的神志不安。以心神烦乱，惊悸，失眠，舌红，脉细数为辨证要点。

*天王补心丹：*以滋阴清热药与养血安神药相配，其中生地黄用量独重，且配天冬、麦冬、玄参等大队滋阴清热药，属滋阴清热、养血安神之剂。主要用于阴虚血少所致的神志不安。以心悸失眠，手足心热，舌红少苔，脉细数为辨证要点。

*黄连阿胶汤：*以苦寒与酸甘并用，滋阴与泻火兼施，其中黄连用量独重，清热泻火，以泻心火见长，且与阿胶、鸡子黄等滋阴养血药为伍，属滋阴泻火、除烦安神之剂。主要用于心肾不交所致的神志不安。以心烦失眠，舌尖红，脉细数为辨证要点。

归脾汤 - 天王补心丹 - 酸枣仁汤

相同点：均具有养血安神之功，适用于阴血不足之虚烦不眠。均可见心悸怔忡，心烦失眠，舌淡，脉细等临证表现。

不同点：

*归脾汤：*以黄芪、龙眼肉为君，重用补气养血之品，长于补养心脾气血。主要用于心脾气血两虚之神志不宁。以气短乏力，

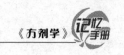

心悸失眠，或便血崩漏，舌淡，脉细弱为辨证要点。

天王补心丹：重用生地为君，且配天冬、麦冬、玄参等滋阴清热药为伍，重在补心肾之阴血。主要用于心肾阴亏内热之心神不安。以心悸失眠，手足心热，舌红少苔，脉细数为辨证要点。

酸枣仁汤：重用酸枣仁为君，配伍调气行血之川芎，功专养血调肝。主要用于肝血不足引起的虚烦不得眠。以虚烦失眠，咽干口燥，舌红，脉弦细为辨证要点。

第十一章 开窍剂

概要口诀

开窍多为丸散丹，芳香达窍性走窜；

识病先辨脱闭证，施治多思寒热端；

救逆速令鼻饲灌，投药须忌入煮煎；

中病勿妄长久服，孕妇虚人守严关。

第一节 凉开剂

安宫牛黄丸《温病条辨》

【组成】牛黄^君，犀角_{（水牛角代）}^君，麝香^君，黄连^臣，黄芩^臣，山栀^臣，冰片^佐，郁金^佐，雄黄_{水飞}^佐，朱砂^佐，珍珠^佐，金箔^佐，蜂蜜^使。

【功效】清热解毒，豁痰开窍。

【方歌】安宫牛黄开窍方，芩连栀郁朱雄黄；犀角珍珠冰麝

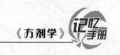

箔，热闭心包功效良。

趣味记忆 安宫主席真牛，舍黄金，练雄兵，勤治域。

解释： 安宫（牛黄丸） 朱（砂） 犀（角） 珍（珠） 牛（黄），麝（香） 黄金（箔），（黄）连 雄（黄） 冰（片），（黄）芩 栀（子） 郁（金）。

方剂特点 清心泻火、凉血解毒与芳香开窍并用，主以清心泻火。

【注意事项】 本方为治疗热陷心包证之常用方，亦为凉开法之代表方。使用过程中，需慎防由闭转脱。寒闭证，气血亏虚之脱证，均忌用；方中含麝香，芳香走窜，有损胎气，故孕妇慎用。

【附方】

牛黄清心丸 《痘疹世医心法》

【组成】 辰砂，黄连，黄芩，山栀仁，郁金，牛黄。

【功效】 清热解毒，开窍安神。

【方歌】 牛黄清心朱芩连，山栀郁金蜜和丸；清热解毒又开窍，中风惊厥急救先。

趣味记忆 牛黄清心丸，亲织玉珠帘。

解释： 牛黄清心丸，（黄）芩 栀（子） 郁（金） 朱（砂）（黄）连。

紫雪 《外台秘要》

【组成】 犀角（水牛角代）君，羚羊角君，麝香君，生石膏臣，寒水石❀，滑石❀，硝石❀，朴硝❀，玄参❀，升麻❀，青木香❀，丁香❀，沉香❀，黄金❀，朱砂❀，磁石❀，甘草炙。

【功效】清热开窍，息风止痉。

【方歌】紫雪犀羚朱朴硝，硝石金寒滑磁膏；丁沉木麝升玄草，热陷惊厥服之消。

趣味记忆 紫雪元宵曾奢侈搞笑，敢洗菱纱，沐精华，定悍马。

解释：紫雪 元（参）（朴）硝 沉（香）麝（香）磁（石）（生石）膏 硝（石），甘（草）犀（角）羚（角）（朱）砂，木（香）（黄）金 滑（石），丁（香）寒（水石）（升）麻。

方剂特点 金石重镇、甘寒咸凉与芳香辛行之品共施，清热开窍之中更具息风止痉之效；既开上窍，又通下窍，上下同治，重在醒脑回苏。

【注意事项】本方为治疗热闭心包，热盛动风证之常用方。方药多辛香走窜，且重坠而性峻，故应中病即止，切勿过量服用；孕妇忌用。

至宝丹《苏沈良方》

【组成】生乌犀（水牛角代）君，麝香君，牛黄君，冰片臣，安息香酒浸，玳瑁臣，雄黄水飞❀，朱砂❀，琥珀❀，金箔❀，银箔❀。

【功效】清热开窍，化浊解毒。

【方歌】至宝朱珀麝息香，雄玳犀角与牛黄；金银两箔兼龙

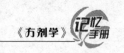

脑，开窍清热解毒良。

<u>趣味记忆</u> 至宝金银虎，带雄兵暗袭，射杀牛皇。

解释： 至宝（丹）金（箔）银（箔）琥（珀），玳（瑁）雄（黄）冰（片）安（息香）犀（角），麝（香）（朱）砂 牛黄。

<u>方剂特点</u> 化浊开窍为主，清热解毒为辅，兼能通络散瘀，镇心安神。

【注意事项】本方为治疗痰热内闭心包之常用方。若病情较重，正气虚弱者，以人参汤送服；痰热尤盛而脉实者，以生姜合童便化下，取"生姜辛散祛痰止呕""童便滋阴降火行瘀"之意。本方多芳香辛燥之品，有耗阴劫液之弊，故阳盛阴虚所致神昏谵语者忌用；孕妇慎用。

抱龙丸《小儿药证直诀》

【组成】胆南星炒君，麝香君，天竺黄臣，雄黄水飞臣，辰砂佐，甘草使。

【功效】清热化痰，开窍醒神。

【方歌】抱龙丸用天竺黄，雄黄辰砂并麝香；更加胆星甘草入，小儿急惊效力彰。

<u>趣味记忆</u> 暴龙胆敢射杀天竺兄。

解释： 抱龙（丸）胆（南星）甘（草）麝（香）（辰）砂 天竺（黄）雄（黄）。

<u>方剂特点</u> 苦凉与芳香合法；清热化痰与芳香开窍并施，主

172

以清热化痰。

【注意事项】本方为治疗痰热闭窍所致小儿急惊之常用方。方中辰砂、雄黄有小毒，故不宜过量及久服。

第二节 温开剂

苏合香丸《广济方》

【组成】苏合香君，麝香君，龙脑香（冰片）君，安息香君，香附臣，木香臣，沉香臣，白檀香，熏陆香（乳香）臣，丁香臣，荜茇佐，犀角（水牛角代）佐，朱砂佐，白术佐，诃子佐，白蜜使。

【功效】温通开窍，行气止痛。

【方歌】苏合香丸麝息香，木丁熏陆荜檀襄；犀冰术沉诃香附，衣用朱砂蜜丸尝。

趣味记忆 苏合想趁暮色杀牛，河滩熏煮必定香，安息并享福。

解释：苏合香（丸）　沉（香）　木（香）　麝（香）　（朱）砂　牛（角），诃（子）　檀（香）　熏（陆香）　（白）术　荜（茇）　丁香，安息（香）　冰（片）　香附。"苏合"可联想为人名。可联想为：苏合设想在傍晚杀只牛，在河滩熏煮必然很香，吃饱后再安静地休息，好好享受。

方剂特点 辛温香散相须，行气开窍、辟秽化浊之力尤著；

173

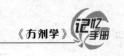

补敛寒镇相佐，令温散开窍而不耗气伤正。

【注意事项】本方为温开法之代表方，又是治疗寒闭证以及寒凝气滞证之常用方。热闭证者慎用；方中药物辛香走窜，有损胎气，故孕妇忌用。

紫金锭《丹溪心法附余》

【组成】山慈菇_焙君，麝香君，千金子霜臣，大戟_焙臣，五倍子_焙佐，雄黄佐，朱砂佐，糯米糊使。

【功效】辟秽解毒，化痰开窍，消肿止痛。

【方歌】紫金锭用麝朱雄，慈戟千金五倍同；太乙玉枢名又别，祛痰逐秽及惊风。

趣味记忆 紫金山姑五子雄，射杀千金大鸡。

解释：紫金（锭） 山（慈）菇 五（倍）子 雄（黄），麝（香）（朱）砂 千金（子霜） 大戟。

方剂特点 芳香泻下，以毒辟秽；少佐收涩，以防滑脱。

【注意事项】本方为治疗秽恶痰浊闭阻气机、蒙蔽清窍之常用方，又是外用治疗疔疮肿毒之常用方。方中含有毒之品，不宜过量及久服；孕妇忌用。

『类方比较记忆』

安宫牛黄丸 - 紫雪 - 至宝丹

相同点：合称"凉开三宝"，均具有清热开窍之功，适用于热闭心包证。均可见神昏谵语，烦躁不安，舌红苔黄，脉数等临证表现。

不同点：

安宫牛黄丸：三方中性最凉，长于清热解毒。主要用于邪热较重，身热为甚者。以高热烦躁，神昏谵语，舌红或绛，脉数为辨证要点。

紫雪：寒凉之性次于安宫牛黄丸，长于息风止痉。主要用于热动肝风而抽搐惊厥者。以高热烦躁，神昏谵语，痉厥，舌红绛苔干黄，脉数有力为辨证要点。

至宝丹：寒凉之性次于紫雪，长于芳香开窍、化浊辟秽。主要用于痰浊偏盛，昏迷深重者。以神昏谵语，身热烦躁，痰盛气粗，舌绛苔黄垢腻，脉滑数为辨证要点。

苏合香丸－紫金锭

相同点：同为温开之剂，均具有芳香辟秽、化痰开窍之功，适用于秽浊之邪闭阻气机之寒闭证。均可见突然昏倒，牙关紧闭，不省人事，苔白，脉迟等临证表现。

不同点：

苏合香丸：以辛温香散药组成为主，温通开窍力强，并能行气止痛。主要用于寒邪秽浊蒙蔽清窍证，亦可用于寒凝气滞之痛证。以突然昏倒，不省人事，牙关紧闭，苔白，脉迟为辨证要点。

紫金锭：开窍之力不及苏合香丸，但有解毒辟秽消痰之功。主要用于秽恶痰浊闭阻证。以脘腹胀闷，疼痛，呕恶泄痢，舌苔厚腻或浊腻为辨证要点。

第十二章 理气剂

概要口诀

气机作祟升降乱，肺肝脾胃欠相安。

滞逆谨遵虚实辨，行降牢记收散端。

辛温香燥耗气津，气阴滋补巧佐善。

血动阴亏经期女，孕产老弱宜多参。

第一节 行气剂

越鞠丸《丹溪心法》

【组成】香附君，川芎臣佐，苍术臣佐，栀子臣佐，神曲臣佐。

【功效】行气解郁。

【方歌】越鞠丸治六般郁，气血痰火湿食因；芎苍香附兼栀曲，气畅郁舒痛闷伸。

趣味记忆 岳菊想父兄，唱支神曲。

解释：越鞠（丸）　香附　（川）芎，苍（术）栀（子）神曲。

方剂特点　五药治六郁，贵在治病求本；行气、活血、除湿、清热、消食诸法并举，重在调理气机。

【注意事项】本方为治疗"六郁"之代表方。临床使用可根据何郁为重，增加相应药物用量。阴液不足者慎用。

柴胡疏肝散《证治准绳》

【组成】柴胡君，香附臣，川芎臣，陈皮炒佐，枳壳炒佐，白芍佐，甘草炙佐使。

【功效】疏肝解郁，行气止痛。

【方歌】柴胡疏肝芍川芎，枳壳陈皮草香附；疏肝行气兼活血，胁肋疼痛立能除。

趣味记忆　柴胡疏肝少川芎，只可陈皮炒香附。

解释：柴胡疏肝（散）（白）芍　川芎，枳壳　陈皮　（甘）草　香附。

方剂特点　辛疏酸敛合法，肝脾气血兼顾；主以辛散疏肝，佐以养血柔肝、活血和胃。

【注意事项】本方为治疗肝气郁结证之代表方。本方不宜久煎；不宜久服；孕妇慎用。

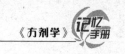

【附方】

木香顺气散《医学统旨》

【组成】木香，香附，槟榔，青皮_炒，陈皮，厚朴_炒，苍术_炒，枳壳_炒，砂仁，甘草_炙。

【功效】开郁化滞，行气止痛。

【方歌】木香顺气青陈苍，枳壳砂仁与槟榔；香附甘草兼厚朴，肝郁气滞用此方。

趣味记忆 母想顺气，只请评委仨人（喝）香槟。

解释：木香顺气（散），枳（壳）青（皮）平胃（散）砂仁 香（附）槟（榔）。

金铃子散《太平圣惠方》

【组成】金铃子^君，延胡索^{臣佐}，黄酒^使。

【功效】疏肝泄热，活血止痛。

【方歌】金铃元胡等分研，黄酒调服或水煎；心腹诸痛因热郁，降热开郁热自蠲。

趣味记忆 金铃酒壶。

解释：金铃（子散）（黄）酒 （元）胡。"元胡"即延胡索，亦称玄胡。

方剂特点 气血并调，疏清并行，药简效专，善治气郁血滞所致诸痛。

【注意事项】本方为治疗肝郁化火证之常用方。素有虚寒者忌用；孕妇慎用。

> **【附方】**
>
> ### 延胡索汤《济生方》
>
> **【组成】**当归_炒，延胡索_炒，蒲黄_炒，赤芍，官桂，片姜黄，乳香，没药，木香，生姜，甘草_炙。
>
> **【功效】**行气活血，调经止痛。
>
> **【方歌】**元胡汤治七情伤，血气刺痛服之良；归芍乳没草姜桂，木香蒲黄与姜黄。
>
> **趣味记忆** 延胡少将入当铺柜，没要香草。
>
> **解释：** 延胡（索汤）　（赤）芍　姜（黄）　乳（香）　当（归）　蒲（黄）　（官）桂，没药　（木）香　（甘）草。

瓜蒌薤白白酒汤《金匮要略》

【组成】瓜蒌实^君，薤白^臣，白酒^{佐使}。

【功效】通阳散结，行气祛痰。

【方歌】瓜蒌薤白白酒汤，胸痹胸闷痛难当；喘息短气时咳唾，难卧乃加半夏良。

趣味记忆 行气祛痰与温通胸阳并用；以白酒熟谷之气上行药性，寓散寒化痰活血于理气之中。

【注意事项】本方为治疗胸阳不振，气滞痰阻所致胸痹之基础方。本方性偏温燥，阴虚有热者忌用。方中白酒用量建议30~60mL，不宜过多。

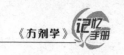

【附方】

瓜蒌薤白半夏汤《金匮要略》

【组成】瓜蒌实，薤白，半夏，白酒。

【功效】通阳散结，祛痰宽胸。

【方歌】瓜蒌薤白半夏汤，祛痰宽胸效显彰；三味再加酒同煎，宽胸散结又通阳。

趣味记忆 略。

枳实薤白桂枝汤《金匮要略》

【组成】枳实，厚朴，薤白，桂枝，瓜蒌实。

【功效】通阳散结，祛痰下气。

【方歌】枳实薤白桂枝汤，厚朴瓜蒌组良方；胸痹寒凝心脉证，通阳散结痰气挡。

趣味记忆 只是谢拜后楼桂枝。

解释：枳实 薤白 厚（朴）（瓜）蒌 桂枝。"后楼"联想为地点；"桂枝"联想为人名。

半夏厚朴汤《金匮要略》

【组成】半夏君，厚朴臣，茯苓佐，生姜佐，苏叶佐。

【功效】行气散结，降逆化痰。

【方歌】半夏厚朴与紫苏，茯苓生姜共煎服；痰凝气聚成梅核，降逆开郁气自舒。

趣味记忆 半夏后补姜，舒服。

解释： 半夏 厚朴 （生）姜，苏（叶） 茯（苓）。

方剂特点 辛开苦降，辛以行气散结，苦以燥湿降逆；行中有降，痰气并治。

【注意事项】本方为治疗情志不畅、痰气互结所致梅核气之代表方。阴虚津亏及阴虚火旺者，均不宜使用。

枳实消痞丸 《兰室秘藏》

【组成】枳实君，厚朴炙臣，黄连臣，半夏曲佐，干姜佐，麦芽曲佐，人参佐，茯苓佐，白术佐，甘草炙佐使。

【功效】行气消痞，健脾和胃。

【方歌】枳实消痞四君先，麦芽夏曲朴姜连；蒸饼糊丸消积满，清热破结补虚痊。

趣味记忆 消痞四君下枝江后卖黄连。

解释：（枳实）消痞（丸） 四君（子汤） （半）夏 枳（实） （干）姜 厚（朴） 麦（芽曲） 黄连。

方剂特点 消补兼施，以消为主；辛开苦降，清温并用，以清为重。

【注意事项】本方为治疗脾虚气滞、寒热互结所致心下痞满之常用方。脾胃阴虚者慎用。

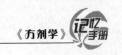

【附方】

枳术汤 《金匮要略》

【组成】枳实，白术。

【功效】行气消痞。

【方歌】行气消痞枳术汤，气滞水停纳呆妄。

趣味记忆 略。

枳术丸 《脾胃论》

【组成】枳实炒，白术，荷叶。

【功效】健脾消痞。

【方歌】枳术丸是消补方，荷叶烧饭做丸尝。

趣味记忆 蜘蛛玩荷叶。

解释：枳（实）（白）术丸　荷叶。

厚朴温中汤 《内外伤辨惑论》

【组成】厚朴制君，草豆蔻臣，陈皮佐，木香佐，干姜佐，生姜佐，茯苓佐，甘草炙佐使。

【功效】行气除满，温中燥湿。

【方歌】厚朴温中姜陈草，苓蔻木香一齐熬；温中行气兼燥湿，脘腹胀痛服之消。

趣味记忆 侯朴、温中二将凌晨炒香豆。

解释：厚朴温中（汤）二姜 （茯）苓 陈（皮）（甘）草

（木）香　豆（蔻）。"厚朴""温中"可联想为两个人名；"二姜"即生姜和干姜。

方剂特点　行气药与温中淡渗之品相配，重在行气，兼以温中化湿。

【注意事项】本方为治疗脾胃气滞寒湿证之常用方。气虚不运或胃阴不足者，均不宜使用；气滞化热者忌用。

> 【附方】
>
> ## 良附丸《良方集腋》
>
> 【组成】高良姜焙，香附焙，生姜，米汤，盐。
>
> 【功效】行气疏肝，祛寒止痛。
>
> 【方歌】良姜香附等分研，米汤姜汁加食盐；合制为丸空腹服，胸闷脘痛一并蠲。
>
> **趣味记忆**　良附丸，姜米盐。
>
> 解释：（高）良（姜）（香）附丸，（生）姜　米（汤）　盐。

天台乌药散《圣济总录》

【组成】乌药君，青皮焙臣，木香臣，小茴香炒臣，高良姜炒臣，槟榔佐，川楝子佐，酒佐，巴豆炒佐使。

【功效】行气疏肝，散寒止痛。

【方歌】天台乌药楝茴香，良姜巴豆与槟榔；青皮木香共研末，寒疝腹痛酒调尝。

趣味记忆　天台乌药回乡请良将，募兵练靶。

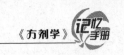

解释：天台乌药（散）（小）茴香　青（皮）（高）良姜，木（香）　槟（榔）（川）楝（子）　巴（豆）。

方剂特点　辛香温行合法，重在行气疏肝，含"治疝必先治气"之意；妙用反佐炮制，巧施"去性存用"。

【注意事项】本方为治疗寒凝肝脉所致疝痛之常用方。疝痛属肝肾阴虚气滞或湿热下注者，均不宜使用。

橘核丸《济生方》

【组成】橘核炒君，川楝子臣，桃仁臣，海藻臣，昆布臣，海带臣，木香佐，枳实炒佐，厚朴炒佐，延胡索炒佐，木通佐，桂心佐。

【功效】行气止痛，软坚散结。

【方歌】橘核丸中楝桂存，枳朴延胡藻带昆；桃仁木通木香合，㿗疝顽痛盐酒吞。

趣味记忆　橘核串联元胡造布袋，桂涛实（在）想不通。

解释：橘核（丸）　川楝（子）　元胡　（海）藻　（昆）布（海）带，桂（心）　桃（仁）（枳）实　（木）香　（厚）朴　（木）通。"元胡"即为"延胡索"；"桂涛"联想为人名。

方剂特点　行气药配以活血药，令血得气而行；软坚药伍以温热药，使坚得温而散。

【注意事项】本方为治疗寒湿疝气之常用方。若已成疮痈，甚则溃烂者，宜配合外科方法处理。

加味乌药汤 《奇效良方》

【组成】香附_炒君，乌药臣，延胡索臣，木香佐，砂仁佐，生姜佐，甘草佐使。

【功效】行气活血，调经止痛。

【方歌】加味乌药汤砂仁，香附木香姜草伦；配入延胡共七味，经前胀痛效堪珍。

趣味记忆 相父说，姜炒香砂（需）加味乌药。

解释： 香附 （延胡）索,（生）姜 （甘）草 （木）香 砂（仁） 加味乌药（汤）。

方剂特点 辛香温散，以疏肝行气为主；行气兼活血，疏肝兼畅脾。

【注意事项】本方为治疗肝郁气滞所致痛经之常用方。痛经属于冲任虚损者不宜使用；肝肾亏虚者慎用。

【附方】

乌药汤 《兰室秘藏》

【组成】当归，甘草，木香，乌药，香附_炒。

【功效】行气疏肝，调经止痛。

【方歌】香附木香乌药汤，当归甘草共煎尝；肝郁气滞血不畅，行气调经之良方。

趣味记忆 我要香草归附。

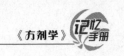

解释：乌药（汤）（木）香（甘）草（当）归（香）附。

正气天香散 《医学纲目》引河间方

【组成】乌药，香附，陈皮，苏叶，干姜。

【功效】行气温中，调经止痛。

【方歌】绀珠正气天香散，香附干姜苏叶陈；乌药舒郁兼除痛，气行血活经自匀。

趣味记忆 正气天香散，皮肤也要干。

解释：正气天香散,（陈）皮（香）附（苏）叶（乌）药 干（姜）。

第二节 降气剂

苏子降气汤 《太平惠民和剂局方》

【组成】紫苏子君，半夏臣，厚朴炒佐，前胡佐，肉桂佐，当归佐，苏叶佐，生姜佐，大枣佐，甘草炙佐使。

【功效】降气平喘，祛痰止咳。

【方歌】苏子降气半夏归，前胡桂朴草姜随；上实下虚痰嗽喘，或加沉香去肉桂。

趣味记忆 苏子降旗，赵江半夏前后归贵国。

解释：苏子降气（汤）,（大）枣（生）姜 半夏 前

（胡）　厚（朴）　（当）归　（肉）桂　国（老）。"国老"即甘草。

方剂特点 降气化痰治上实为主，温肾补虚治下虚为辅，肺肾兼顾，上下并治。

【注意事项】本方为治疗痰涎壅盛，上实下虚所致喘咳之常用方。喘咳属于肺肾阴虚以及痰热壅肺证者，均不宜使用。

定喘汤《摄生众妙方》

【组成】麻黄君，白果炒君，桑白皮炙臣，黄芩炒臣，杏仁佐，苏子佐，半夏制佐，款冬花佐，甘草佐使。

【功效】宣肺降气，清热化痰。

【方歌】定喘白果与麻黄，款冬半夏白皮桑；苏杏黄芩兼甘草，外寒痰热喘哮尝。

趣味记忆 订串麻花，亲叔拌上白果炒杏仁。

解释：定喘（汤）　麻（黄）　（款冬）花,（黄）芩　苏（子）　半（夏）　桑（白皮）　白果　（甘）草　杏仁。

方剂特点 宣开与清降并用，发散与收敛兼施，以适肺性，主以肃降肺气。

【注意事项】本方是治疗风寒外束，痰热内蕴所致哮喘之常用方。凡新感风寒、内无痰热者，或哮喘日久、肺肾阴虚者，均不宜使用。

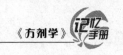

四磨汤《济生方》

【组成】乌药君，沉香臣，槟榔佐，人参佐。

【功效】行气降逆，宽胸散结。

【方歌】四磨饮治七情侵，人参乌药沉香槟；四味浓磨煎温服，破气降逆喘自平。去参加入木香枳，五磨理气力非轻。

趣味记忆（装）什么深沉，我要槟榔！

解释：四磨（汤）（人）参 沉（香），乌药 槟榔！

方剂特点 行气与降气同用，以降气为主；破气与补气相合，郁开气行而不伤正。

【注意事项】本方为治疗肝郁气逆证之常用方。胸膈胀满属于脾虚肾亏证者慎用。

【附方】

五磨饮子《医便》

【组成】木香，沉香，槟榔，枳实，乌药，白酒。

【功效】行气降逆，宽胸散结。

【方歌】参见"四磨汤"。

趣味记忆 五磨乌木制成饼。

解释：五磨（饮子） 乌（药） 木（香） 枳（实） 沉（香） 槟（榔）。

六磨饮子《世医得效方》

【组成】槟榔，沉香，木香，乌药，枳壳，生大黄。

【功效】行气降逆，通便导滞。

【方歌】六磨乌药与大黄，沉香木香枳槟榔；便秘气结可导滞，胸胁痞满效力强。

趣味记忆 六磨乌木制成大黄饼。

解释：六磨（饮子） 乌（药） 木（香） 枳（壳） 沉（香） 大黄 槟（榔）。

旋覆代赭汤《伤寒论》

【组成】旋覆花君，代赭石臣，半夏佐，生姜佐，人参佐，大枣佐，甘草炙佐使。

【功效】降逆化痰，益气和胃。

【方歌】仲景旋覆代赭汤，半夏参草大枣姜；噫气不降心下痞，健脾祛痰治相当。

趣味记忆 旋夫带着草，半夏将人找。

解释：旋覆（花）代赭（汤）（甘）草，半夏（生）姜 人（参）（大）枣。"旋夫"可联想为人名。

方剂特点 质轻沉降与重坠沉降相伍，降逆消痰与益气补中共施，镇降逆气而不伤正，标本兼治。

【注意事项】本方为治疗胃虚痰阻所致气逆之常用方。方中代赭石性寒沉降，有碍胃气，中焦虚寒者不可重用代赭石。胃虚有热所致胃气上逆者以及妊娠呕吐者，均不宜使用。

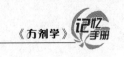

橘皮竹茹汤《金匮要略》

【组成】橘皮君，竹茹君，人参臣，生姜臣佐，大枣佐，甘草炙佐使。

【功效】降逆止呕，益气清热。

【方歌】橘皮竹茹治呕逆，人参甘草姜枣齐；胃虚有热失和降，久病之后更相宜。

趣味记忆 "巨皮"住入，将吵大人。

解释：橘皮 竹茹（汤），（生）姜 （甘）草 大（枣） 人（参）。可以联想为：非常顽皮的小孩住入，将会吵闹大人。

方剂特点 甘寒与辛温相伍，清而不寒；益气养胃与行气和胃相配，补而不滞；降清补合法，主以清降。

【注意事项】本方为治疗胃虚有热，气逆不降所致呃逆之常用方。实热或虚寒所致呕逆者，均不宜使用。

【附方】

橘皮竹茹汤《重订严氏济生方》

【组成】赤茯苓，橘皮，枇杷叶，麦门冬，青竹茹，半夏，人参，甘草炙，生姜。

【功效】降逆止呃，和胃清热。

【方歌】严氏橘皮竹茹汤，参夏赤苓与生姜；麦冬甘草枇杷叶，清胃止呃之良方。

趣味记忆 老婶早入严氏局，临夏将卖枇杷叶。

解释：（国）老 （人）参 （大）枣 （竹）茹 严氏（济生方） 橘（皮），（茯）苓 （半）夏 （生）姜 麦（冬）

枇杷叶。"国老"即甘草。

新制橘皮竹茹汤《温病条辨》

【组成】橘皮，竹茹，柿蒂，姜汁。

【功效】清热化痰，和胃降逆。

【方歌】新制橘皮竹茹好，原方减去参枣草；又加柿蒂亦相得，痰热胃逆服之妙。

趣味记忆 新制橘皮竹茹汤，温病条辨柿蒂姜。

解释：新制橘皮竹茹汤，《温病条辨》 柿蒂 （生）姜。

丁香柿蒂汤《症因脉治》

【组成】丁香君，柿蒂臣，生姜臣，人参佐。

【功效】降逆止呕，温中益气。

【方歌】丁香柿蒂人参姜，呃逆因寒中气伤；温中降逆又益气，虚寒气逆最相当。

趣味记忆 丁香似的人生。

解释：丁香 柿蒂 人（参） 生（姜）。

方剂特点 温降药与益气药相配，主以温降，温而不热，补而不滞。

【注意事项】本方为治疗虚寒呃逆之常用方。本方性偏温热，胃热呃逆者不宜使用。

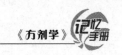

【附方】

丁香柿蒂散 《卫生宝鉴》

【组成】丁香，柿蒂，青皮，陈皮。

【功效】降逆止呃，行气温中。

【方歌】丁香柿蒂青陈皮，降逆止呃在行气。

趣味记忆 丁香师弟成亲。

解释： 丁香柿蒂（散） 陈（皮） 青（皮）。

『类方比较记忆』

越鞠丸－逍遥散－柴胡疏肝散

相同点： 均具有疏肝理气解郁之功，适用于肝气郁滞证。均可见胁腹胀满或胀痛等临证表现。

不同点：

越鞠丸： 以香附、川芎、苍术、栀子、神曲分别解气郁、血郁、湿郁、火郁、食郁，五郁得解，痰郁自消。以香附为君，重在调理气机，属于理气剂。主要用于气血痰火湿食"六郁"。以胸膈满闷，脘腹胀痛，饮食不消为辨证要点。

逍遥散： 以疏肝解郁之柴胡为君，配伍当归、白芍养血，白术、茯苓、甘草健脾。功能疏肝解郁、养血健脾，属于和解剂。主要用于肝郁血虚脾弱证。以两胁作痛，神疲食少，月经不调，脉弦而虚为辨证要点。

柴胡疏肝散： 以疏肝解郁之柴胡为君，臣以香附和川芎助柴胡解肝经之郁滞，并增行气活血止痛之效，佐以陈皮、枳壳理气行滞，芍药、甘草养血柔肝。功能疏肝行气、活血止痛，主以辛散疏肝，属于理气剂。主要用于肝郁气滞证。以胁肋胀痛，脉弦为辨证要点。

柴胡疏肝散－木香顺气散

相同点： 皆含香附、陈皮、枳壳、炙甘草，均具有行肝脾之气之功，适用于肝气郁滞证。均可见腹胁胀满或胀痛等临证表现。

不同点：

柴胡疏肝散： 又用柴胡配伍川芎、芍药，行气兼以理血。功能疏肝行气，活血止痛。主要用于肝气郁结兼血行不畅证。以胁肋胀痛，脉弦为辨证要点。

木香顺气散： 行气之力大于柴胡疏肝散，又用厚朴、苍术、砂仁，行气兼以祛湿。功能开郁化滞，行气止痛。主要用于气机郁滞兼有脾胃湿阻证。以胸闷脘胀，纳呆，苔腻为辨证要点。

金铃子散－延胡索汤

相同点： 均具有行气活血止痛之功，适用于气郁血滞而致诸痛。均可见胸腹胁肋诸痛，脉弦等临证表现。

不同点：

金铃子散： 方性偏凉，君药金铃子味苦性寒，以行气泄热见长，配延胡索以气血并调。功能疏肝清热，活血止痛。主要用于气郁血滞诸痛偏热者。以胸腹胁肋疼痛，口苦，舌红苔黄，脉弦数为辨证要点。

延胡索汤： 方性偏温，以延胡索为君，伍以当归、姜黄、乳

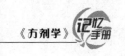

香、没药、蒲黄、赤芍等活血之品，其活血止痛之力较强。功专行气活血，调经止痛。主要用于气滞血瘀作痛属寒者。以经候不调，心腹诸痛或痛连背膂，上下攻刺，甚则搐搦为辨证要点。

瓜蒌薤白白酒汤 - 瓜蒌薤白半夏汤 - 枳实薤白桂枝汤

相同点：皆以瓜蒌配伍薤白为基础，均具有通阳散结、行气祛痰之功，适用于胸阳不振、痰阻气滞之胸痹。均可见胸中闷痛，喘息短气，舌苔白腻，脉弦紧等临证表现。

不同点：

瓜蒌薤白白酒汤：药力较小，为通阳散结、行气祛痰之基础方，主要用于胸痹而痰浊较轻者。以胸中闷痛，喘息短气，舌苔白腻，脉弦紧为辨证要点。

瓜蒌薤白半夏汤：配伍半夏，祛痰散结之力较大，主要用于胸痹而痰浊较甚者。以胸背彻痛，不能安卧，痰多黏而白为辨证要点。

枳实薤白桂枝汤：伍以枳实、厚朴及桂枝，通阳散结之力较大，善下气降逆、行气除满。主要用于胸痹而气结较甚者。以胸满而痛，气从胁下上逆抢心，舌苔白腻，脉沉弦或紧为辨证要点。

半夏厚朴汤 - 半夏泻心汤

相同点：均具有理气散结之功。

不同点：

半夏厚朴汤：用半夏化痰散结、降逆和胃，与下气除满之厚朴相伍，散结降逆之功更显，属于理气剂。主要用于痰气郁结之梅核气。以咽中如有物阻，苔白腻，脉弦滑为辨证要点。

半夏泻心汤：用半夏与干姜相伍，辛温开结散其寒，再配黄芩、黄连，辛开苦降，寒热并用，以消痞散结、降逆和胃，属于和解剂。主要用于寒热互结之痞证。以心下痞满，呕吐泻利，苔腻微黄为辨证要点。

半夏厚朴汤 - 苏子降气汤

相同点： 皆含苏叶（苏子）、生姜、半夏、厚朴，均具有降气化痰之功，适用于痰气交阻，肺气不利证。均可见胸膈满闷，或咳，苔白滑，脉弦滑等临证表现。

不同点：

半夏厚朴汤：方中加生姜配半夏、厚朴，辛以散结、苦以降逆，茯苓佐半夏以利水行涎。诸药相伍，功在行气散结、降逆化痰。主要用于痰气郁结之梅核气。以咽中如有物阻，苔白腻，脉弦滑为辨证要点。

苏子降气汤：方中加前胡下气祛痰止咳，以助紫苏子加强降气祛痰平喘之功，主以治上实；佐肉桂温补下元，纳气平喘，兼以治下虚。功专降气平喘。主要用于痰涎壅盛，上实下虚之喘咳证。以喘咳痰多，胸膈满闷，苔白滑或白腻，脉弦滑为辨证要点。

枳实消痞丸 - 半夏泻心汤

相同点： 均具有散结除痞之功，适用于寒热互结之心下痞证。

不同点：

枳实消痞丸：由枳术汤、半夏泻心汤、四君子汤三方加减而成，行气消痞之药配伍益气健脾、辛开苦降及寒热同调之品，功能行气消痞、健脾和胃，属于理气剂。主要用于脾虚气滞，寒热

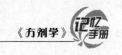

互结所致心下痞证。以心下痞满，食少倦怠，苔腻微黄为辨证要点。

半夏泻心汤：以辛温之半夏散结除痞，辛热之生姜温中散寒，苦寒之黄芩、黄连泄热开痞，功能寒热平调、散结除痞，但无行气之功，属于和解剂。主要用于中气虚弱，寒热互结、升降失常所致心下痞证。以心下痞满，呕吐泻利，苔腻微黄为辨证要点。

厚朴温中汤－理中丸

相同点：皆含干姜、甘草，均具有温中散寒、运化脾胃之功，适用于中焦寒证。均可见脘腹疼痛，苔白，脉沉等临证表现。

不同点：

厚朴温中汤：以厚朴、陈皮、木香行气为主，兼可燥湿除满，属于理气剂。主要用于脾胃气滞，寒湿中阻证。以脘腹胀满或疼痛，舌苔白腻，脉沉弦为辨证要点。

理中丸：以干姜温中散寒为主，辅以人参、白术益气健脾，属于温里剂。主要用于中焦虚寒证。以脘腹疼痛，喜温喜按，呕吐便溏，脘痞食少，畏寒肢冷，舌淡苔白，脉沉细为辨证要点。

天台乌药散－暖肝煎－橘核丸

相同点：均具有行气止痛之功，适用于疝气疼痛。均可见少腹或睾丸疼痛等临证表现。

不同点：

天台乌药散：以乌药为君，行气疏肝、散寒止痛，辅以理气散寒之品，功专行气散寒，且行气止痛之力强，属于理气剂。主要用于寒凝气滞所致小肠疝气。以少腹痛引睾丸，偏坠肿胀，舌淡苔白，脉沉弦为辨证要点。

暖肝煎：以肉桂、小茴香为君，温肾暖肝散寒，配伍乌药、沉香、生姜辛温散寒、行气止痛，茯苓、当归、枸杞子健脾补肝益肾，重在温补肝肾、行气止痛，属于温里剂。主要用于肝肾不足，寒凝气滞所致睾丸疝气或少腹疼痛。以睾丸冷痛，或小腹疼痛，疝气痛，畏寒喜暖，舌淡苔白，脉沉迟为辨证要点。

橘核丸：以橘核为君，行气散结止痛，配伍川楝子、桃仁、海藻等，功能行气活血、软坚散结，属于理气剂。主要用于寒湿客于肝脉，肝经气血郁滞所致疝气。以睾丸肿胀偏坠，或坚硬如石，或痛引脐腹为辨证要点。

苏子降气汤－定喘汤－小青龙汤－麻杏甘石汤

相同点：均具有宣肃肺气、止咳平喘之功，适用于喘咳。

不同点：

苏子降气汤：以降气消痰之苏子为君，配以下气祛痰、温肾纳气之品，功能降气平喘、祛痰止咳，治上顾下，主以治上，属于理气剂。主要用于上实下虚（肺实肾虚）所致之喘咳。以喘咳痰多，胸膈满闷，苔白滑或白腻，脉弦滑为辨证要点。

· 定喘汤：辛温之麻黄与苦涩之白果为君，辅以清热化痰、降气平喘之品，功能宣肺降气、清热化痰，宣降清敛结合，主以肃降肺气，属于理气剂。主要用于痰热内蕴，风寒外束所致哮喘。以喘咳气急，痰多色黄，苔黄腻，脉滑数为辨证要点。

麻杏甘石汤：辛温之麻黄与甘寒之石膏并用，配以杏仁宣利肺气以平喘，功能辛凉疏表、清肺平喘，主以清热宣肺，兼以解

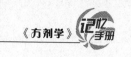

表祛邪，属于解表剂。主要用于表邪未解，邪热壅肺所致喘咳。以发热，喘咳，苔黄，脉数为辨证要点。

小青龙汤：辛温解表之麻黄与桂枝相须为君，配伍干姜、细辛、半夏温中蠲饮、散寒降逆，功能解表散寒、温肺化饮，解表与化饮并施，属于解表剂。主要用于外感风寒，寒饮内停所致喘咳。以恶寒发热，无汗，喘咳，痰多而稀，舌苔白滑，脉浮为辨证要点。

四磨汤－五磨饮子－六磨饮子

相同点： 皆含乌药、沉香、槟榔，均具有行气、解郁、降逆之功，适用于肝郁气逆证。均可见胸膈满闷，脉弦等临证表现。

不同点：

四磨汤： 配人参培补正气，邪正兼顾，重在行气降逆。主要用于因七情所伤，肝郁气逆所致肝气郁结证。以七情所伤之胸膈胀闷，上气喘急为辨证要点。

五磨饮子： 配木香、枳实增强行气之功，其行气降逆之力强于四磨汤。主要用于七情郁结，脘腹胀满，或走注攻冲，以及暴怒暴死之气厥证。以七情郁结，脘腹胀满为辨证要点。

六磨饮子： 配木香、枳壳、大黄，其行气降逆之力亦强，且具泄热通便之功。主要用于郁火伤中，痞满便秘。以气滞腹胀，胁腹痞满或腹中胀痛，大便秘结，纳食减少，舌苔薄腻，脉弦为辨证要点。

旋覆代赭汤－橘皮竹茹汤

相同点： 皆含人参、生姜、甘草、大枣，均具有益气和胃降逆之功，适用于胃失和降之呕逆。均可见呃逆或呕吐等临证表现。

不同点：

旋覆代赭汤： 以苦辛性降之旋覆花为君，配伍重坠降逆之代赭石为臣，祛痰散结之半夏为佐，增强降逆化痰消痞之功，功专降逆化痰、益气和胃。主要用于胃虚痰阻气逆证。以心下痞满，噫气频作，或呕吐，呃逆，苔白腻，脉缓或滑为辨证要点。

橘皮竹茹汤： 以辛温之橘皮、甘寒之竹茹相须为君，长于降逆止呃、益气清热。主要用于胃虚有热，气逆不降之呃逆。以呃逆或呕吐，舌红嫩为辨证要点。

第十三章　理血剂

概要口诀

血瘀出血血分病，寒热虚实需分清；

逐瘀药易耗气血，益气养血防伤正；

峻猛逐瘀勿久服，中病即止须记明；

止血应防留瘀弊，活血之品少量增；

活血祛瘀易动血，妊娠经期当慎行。

第一节　活血祛瘀剂

桃核承气汤 《伤寒论》

【组成】桃仁^君，大黄^君，芒硝^臣，桂枝^臣，甘草_炙^{佐使}。

【功效】逐瘀泻热。

【方歌】桃核承气硝黄草，桃仁桂枝五药讨；太阳蓄血腹痛急，其人如狂疗效好。

趣味记忆 桃核贵，草梢黄。

解释：桃核（承气汤）　桂（枝），（甘）草　（芒）硝　（大）黄。

方剂特点 活血祛瘀与泻热攻下相伍，瘀热同治；寒凉之中少佐辛温，以防凉遏。

【注意事项】本方为治疗瘀热互结，下焦蓄血证之代表方。宜先服药后进食，且温服，以使药力下行；表证未解者，当先解表；孕妇忌用。

【附方】

抵当汤《伤寒论》

【组成】水蛭_熬，虻虫_熬，桃仁，大黄_{酒洗}。

【功效】破瘀下血。

【方歌】抵当汤丸用大黄，水蛭虻虫桃仁帮；祛瘀活血皆峻猛，顽固瘀血一扫光。

趣味记忆 敌荡，忙自逃荒。

解释：抵当（汤），虻（虫）（水）蛭　桃（仁）（大）黄。

抵当丸《伤寒论》

【组成】水蛭_熬，虻虫_熬，桃仁，大黄_{酒洗}。

【功效】破血逐瘀。

【方歌】参见"抵当汤"。

趣味记忆 参见"抵当汤"。

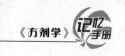

下瘀血汤 《金匮要略》

【组成】大黄，桃仁，䗪虫_熬，炼蜜。

【功效】泻热逐瘀。

【方歌】下瘀血汤用大黄，桃仁䗪虫蜜成方；产后少腹瘀血结，泻热逐瘀疗效彰。

趣味记忆 下雨雪，摘黄桃。

解释：下瘀血（汤），䗪（虫）（大）黄 桃（仁）。

血府逐瘀汤 《医林改错》

【组成】桃仁^君，红花^君，川芎^臣，牛膝^臣，赤芍^{臣佐}，生地^佐，当归^佐，桔梗^佐，枳壳^佐，柴胡^佐，甘草^使。

【功效】活血化瘀，行气止痛。

【方歌】血府逐瘀归地桃，红花甘草壳赤芍；柴胡川芎桔牛膝，活血化瘀不作劳。

趣味记忆 薛府甘草地桃红，牛姐只当柴烧穷。

解释：血府（逐瘀汤） 甘草 （生）地 桃（仁）红（花），牛（膝） 桔（梗） 枳（壳） 当（归） 柴（胡） （赤）芍 （川）芎。

方剂特点 活血与行气相伍；祛瘀与养血同施；既能升达清阳，又佐降泄下行，升降兼顾，使气血和调。

【注意事项】本方为治疗胸中血瘀证之代表方。孕妇忌用。

【附方】

通窍活血汤《医林改错》

【组成】赤芍，川芎，桃仁，红花，麝香，老葱，鲜姜，红枣，黄酒。

【功效】活血通窍。

【方歌】通窍全凭好麝香，桃红大枣老葱姜；川芎黄酒赤芍药，表里通经第一方。

趣味记忆 潼侨陶宏兄想吃大葱（喝）姜酒。

解释：通窍（活血汤）　桃（仁）　红（花）　（川）芎（麝）香　赤（芍）　大（枣）　（老）葱　（鲜）姜　（黄）酒。"潼侨"可联想为地名。

会厌逐瘀汤《医林改错》

【组成】桃仁_炒，红花，甘草，桔梗，生地，当归，玄参，柴胡，枳壳，赤芍。

【功效】活血化瘀，散结利咽。

【方歌】会厌逐瘀疗会厌，桃红归地芍桔甘；玄参柴胡与枳壳，活血散结咽喉安。

趣味记忆 汇演节选是你（的）《桃红事物》：白变赤，熟变生。

解释：会厌（逐瘀汤）　桔（梗）　玄（参）　四逆（散）桃红四物（汤）：白（芍）变赤（芍），熟（地）变生（地）。

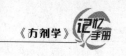

膈下逐瘀汤 《医林改错》

【组成】五灵脂(炒)，当归，川芎，桃仁，丹皮，赤芍，乌药，元胡，甘草，香附，红花，枳壳。

【功效】活血化瘀，行气止痛。

【方歌】膈下逐瘀桃牡丹，赤芍乌药元胡甘；归芎灵脂红花壳，香附开郁血亦安。

趣味记忆 搁下煮鱼汤，五灵兄、桃红母只愿吃香草乌龟。

解释：膈下逐瘀汤，五灵（脂）（川）芎、桃（仁）红（花）牡（丹皮）枳（壳）元（胡）赤（芍）香（附）（甘）草 乌（药）（当）归。

少腹逐瘀汤 《医林改错》

【组成】小茴香(炒)，干姜(炒)，元胡，没药，当归，川芎，官桂，赤芍，蒲黄，五灵脂(炒)。

【功效】活血祛瘀，温经止痛。

【方歌】少腹茴香与干姜，元胡赤芍没芎当；蒲黄官桂五灵脂，调经种子第一方。

趣味记忆 少妇回江湖当官，没少凶蒲灵。

解释：少腹（逐瘀汤）（小）茴（香）（干）姜（元）胡 当（归）官（桂），没（药）（赤）芍（川）芎 蒲（黄）（五）灵（脂）。"蒲灵"可联想为人名。

身痛逐瘀汤《医林改错》

【组成】秦艽，川芎，桃仁，红花，甘草，羌活，没药，当归，五灵脂_炒，香附，牛膝，地龙。

【功效】活血行气，祛瘀通络。

【方歌】身痛逐瘀膝地龙，香附羌秦草归芎；黄芪苍柏量加减，要紧五灵桃没红。

趣味记忆 神通助灵活龙逃秦川，没要红牛负草归。

解释：身痛逐（瘀汤）（五）灵（脂）（羌）活（地）龙 桃（仁） 秦（艽）川（芎），没药 红（花）牛（膝）（香）附 （甘）草 （当）归。

补阳还五汤《医林改错》

【组成】黄芪^君，当归尾^臣，赤芍^佐，川芎^佐，桃仁^佐，红花^佐，地龙^{佐使}。

【功效】补气活血通络。

【方歌】补阳还五赤芍芎，归尾通经佐地龙；四两黄芪为主药，血中瘀滞用桃红。

趣味记忆 濮阳当地穷人持红旗。

解释：补阳（还五汤） 当（归尾） 地（龙）（川）芎（桃）仁 赤（芍） 红（花） （黄）芪。

方剂特点 重用补气，佐以活血；气旺血行治其本，祛瘀通络治其标；补气而不壅滞，活血而不伤正。

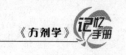

【注意事项】本方为益气活血法之代表方。本方需久服方可显效；生黄芪用量独重，宜从小剂量（30~60 g）开始，据效逐步加量；活血祛瘀药用量可根据病情适当增加。中风后半身不遂属阴虚阳亢及痰阻血瘀证者，均不宜使用。

复元活血汤《医林改错》

【组成】大黄_{酒浸}君，柴胡君，桃仁_{酒浸}臣，红花，穿山甲_煨臣，当归佐，瓜蒌根佐，酒佐，甘草使。

【功效】活血祛瘀，疏肝通络。

【方歌】复元活血汤柴胡，花粉当归山甲入；桃仁红花大黄草，损伤瘀血酒煎煮。

趣味记忆 复元才归黄山家，酒炒红桃花粉（搭）。

解释：复元（活血汤）　柴（胡）　（当）归　（大）黄　（穿）山甲，酒　（甘）草　红（花）　桃（仁）　（天）花粉。

方剂特点 活血化瘀与疏肝行气相伍，气血并调；引药入肝与导瘀下行相配，升降相合。

【注意事项】本方为治疗跌打损伤，瘀血阻滞证之常用方。服药后应"以利为度"，得利痛减，则易方调理。

七厘散《同寿录》

【组成】血竭君，红花臣，乳香臣，没药臣，麝香，冰片臣，儿茶佐，朱砂_{水飞}佐。

【功效】散瘀消肿，定痛止血。

【方歌】七厘散治跌打损伤，血竭红花冰麝香；乳没儿茶朱砂末，外敷内服均见长。

趣味记忆 妻（子）李冰没乳，借朱红麝香搽。

解释：七厘（散）　冰（片）　没（药）　乳（香），（血）竭朱（砂）　红（花）　麝香　（儿）茶。"李冰""朱红"联想为人名。

方剂特点 活血止血并施，内服外敷通用。

【注意事项】本方为治疗跌打损伤之常用方。方中朱砂有毒，不宜过量久服；孕妇忌用。

温经汤《金匮要略》

【组成】吴茱萸君，桂枝君，当归臣，川芎臣，芍药臣，丹皮佐，阿胶佐，麦冬佐，半夏佐，人参佐，生姜佐，甘草佐使。

【功效】温经散寒，养血祛瘀。

【方歌】温经汤用吴萸芎，归芍丹桂姜夏冬；参草益脾胶养血，调经重在暖胞宫。

趣味记忆 文静阿吴归江夏，丹东熊少参超贵。

解释：温经（汤）　阿（胶）　吴（茱萸）　（当）归　（生）姜　（半）夏，丹（皮）　（麦）冬　（川）芎　芍（药）　（人）参　（甘）草　桂（枝）。可以联想为：文静的阿吴回归江夏，丹东熊少而且人参很贵。"江夏"和"丹东"可联想为地名。

方剂特点 温清补消并用，以温经补养为主；温补药配少量寒凉药，温燥与清润并用，令温而不燥，刚柔相济。

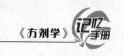

【注意事项】本方为妇科调经之常用方。崩漏患者服药后，可能会出现短时出血增多现象。月经不调属瘀热或阴虚者，均慎用。

【附方】

温经汤 《妇人大全良方》

【组成】当归，川芎，芍药，桂心，牡丹皮，莪术，人参，甘草，牛膝。

【功效】温经补虚，化瘀止痛。

【方歌】妇人良方温经汤，川芎牛膝人参当；桂芍莪术丹皮草，温经行滞效力彰。

趣味记忆 妇人文静当恶人，桂嫂牡丹赶凶牛。

解释：妇人（大全良方）温经（汤）当（归）莪（术）人（参），桂（心）芍（药）牡丹（皮）甘（草）（川）芎 牛（膝）。

艾附暖宫丸 《仁斋直指方论》

【组成】艾叶，香附焙，吴茱萸，川芎，白芍酒炒，黄芪，川椒酒洗，续断，生地酒洗，官桂，米醋。

【功效】温经暖宫，养血活血。

【方歌】艾附暖宫归断芪，吴茱桂芎芍生地；血虚寒凝胞宫冷，妇科诸病此方医。

趣味记忆 爱富贵吾兄，嫂弟齐断交。

解释：艾附（暖宫丸）（官）桂 吴（茱萸）（川）芎，（白）芍（生）地 （黄）芪 （续）断 （川）椒。

208

生化汤 《傅青主女科》

【组成】全当归^君，川芎^臣，桃仁^臣，干姜_炮^佐，黄酒^佐，童便^佐，甘草_炙^使。

【功效】养血活血，温经止痛。

【方歌】生化汤是产后方，芎归桃草酒炮姜；化瘀生新功独擅，养血活血止痛良。

趣味记忆 神话讲几童，鬼凶人吵。

解释： 生化（汤）（炮）姜 （黄）酒 童（便），（当）归 （川）芎 （桃）仁 （甘）草。

方剂特点 补消温合法，寓生新于化瘀之内。

【注意事项】本方为治疗产后血虚寒凝，瘀血阻滞所致恶露不行之常用方。古代用法要黄酒、童便各半煎服。产后瘀热证者不宜使用；恶露过多，出血不止者忌用。

桂枝茯苓丸 《金匮要略》

【组成】桂枝^君，桃仁_熬^臣，丹皮^臣，芍药^佐，茯苓^佐，白蜜^使。

【功效】活血化瘀，缓消癥块。

【方歌】金匮桂枝茯苓丸，桃仁芍药和牡丹；等分为末蜜丸服，缓消癥块妇康安。

趣味记忆 桂枝茯苓讨丹药。

解释： 桂枝茯苓（丸）桃（仁）丹（皮）（芍）药。

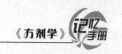

方剂特点 温通活血之中寓养血凉血之法，寒温相宜，消补并行，津血同治。

【注意事项】本方为治疗瘀阻胞宫证之代表方。应从小剂量开始应用，且中病即止，以免伤及胎元。正常妊娠下血者慎用；阴道下血较多，伴腰酸腹痛者不宜使用。

失笑散 《太平惠民和剂局方》

【组成】蒲黄_炒^君，五灵脂_{酒研}^君，浓醋^佐。

【功效】活血祛瘀，散结止痛。

【方歌】失效灵脂与蒲黄，等量为散酽醋冲；瘀血内停胸腹痛，活血止痛法堪中。

趣味记忆 蒲黄领旨，初使小伞。

解释：蒲黄 （五）灵脂，（浓）醋 失笑散。

方剂特点 祛瘀止痛，药简力专。

【注意事项】本方为治疗瘀血疼痛之基础方。五灵脂易伤胃，脾胃虚弱及月经期妇女均慎用；孕妇忌用。

【附方】

丹参饮 《时方歌括》

【组成】丹参，檀香，砂仁。

【功效】活血祛瘀，行气止痛。

【方歌】丹参饮中用檀香，砂仁合用成妙方；血瘀气滞两相结，心胃诸痛用之良。

趣味记忆 丹参隐（于）沙滩。

解释： 丹参饮 砂（仁） 檀（香）。

活络效灵丹 《医学衷中参西录》

【组成】当归，丹参，乳香，没药。

【功效】活血祛瘀，通络止痛。

【方歌】活络效灵显神威，丹参乳没与当归；心腹腿臂诸疼痛，祛瘀止痛功当推。

趣味记忆 活络小玲，胆如魔鬼。

解释： 活络效灵（丹），丹（参） 乳（香） 没（药）（当）归。

大黄䗪虫丸 《金匮要略》

【组成】大黄 ^君_蒸，䗪虫^君，桃仁^臣，干漆^臣，蛴螬^臣，水蛭^臣，虻虫^臣，杏仁^佐，芍药^佐，干地黄^佐，黄芩^佐，甘草^{佐使}，白蜜^{佐使}，酒^{佐使}。

【功效】活血消癥，祛瘀生新。

【方歌】大黄䗪虫芩芍桃，地黄杏草漆蛴螬；水蛭虻虫和丸服，祛瘀生新干血疗。

趣味记忆 大黄䗪虫烧杏草，桃弟勤忙漆水槽。

解释： 大黄䗪虫（丸） 芍（药） 杏（仁）（甘）草，桃（仁） 地（黄）（黄）芩 虻（虫）（干）漆 水（蛭）（蛴）螬。

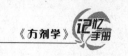

方剂特点 主以虫类，活血消癥，寓补于攻，祛瘀生新，缓中补虚。

【注意事项】 本方为治疗"干血痨"之代表方。破血祛瘀之品较多，有出血倾向者慎用；孕妇忌用。

【附方】

鳖甲煎丸 《金匮要略》

【组成】 鳖甲炙，乌扇烧，黄芩，鼠妇熬，干姜，大黄，桂枝，石韦，厚朴，紫葳，阿胶炙，柴胡，蜣螂熬，芍药，牡丹皮，䗪虫熬，蜂窠炙，赤硝，桃仁，瞿麦，人参，半夏，葶苈。

【功效】 软坚消癥，行气活血，祛湿化痰。

【方歌】 鳖甲煎丸疟母方，䗪虫鼠妇及蜣螂；蜂窠石韦人参射，桂朴紫葳丹芍姜；瞿麦柴芩胶半夏，桃仁葶苈和硝黄；疟疾日久胁下硬，癥消积化保安康。

趣味记忆 别家贵妇瞎威风，郎君逃去牡丹亭；干将小琴无柴烧，仆人阿娇石伟从。

解释： 鳖甲（煎丸）桂（枝）（鼠）妇（半）夏（紫）葳 蜂（窠），(蜣）螂（将）军 桃（仁）瞿（麦）牡丹（皮）葶（苈子）；干姜（赤）硝（黄）芩 乌（扇）柴（胡）芍（药），(厚）朴 人（参）阿胶 石韦（䗪）虫。乌扇即射干，将军即大黄。

第二节 止血剂

十灰散《十药神书》

【组成】大蓟㊒，小蓟㊒，荷叶㊖，侧柏叶㊖，茅根㊗，茜根㊗，棕榈皮㊗，栀子㊒，大黄㊒，丹皮㊒，藕汁（或胡萝卜汁）㊒，京墨㊒。

【功效】凉血止血。

【方歌】十灰散用十般灰，柏茅茜荷丹棕煨；二蓟栀黄各炒黑，上部出血势能摧。

趣味记忆 实惠大鸡蛋黄和小鸡毛，净值总值（一）百钱。

解释：十灰（散）大蓟 丹（皮）（大）黄 荷（叶）小蓟 茅（根），京（墨）（藕或胡萝卜）汁 棕（榈皮）栀（子）（侧）柏（叶）茜（草）。

方剂特点 凉血止血佐以清热泻火；凉降涩止佐以凉血化瘀，使热清血止而不留瘀；炒炭存性。

【注意事项】本方为治疗血热妄行所致各种上部出血证之常用方。虚寒性出血者忌用。

【附方】

四生丸《妇人大全良方》

【组成】生荷叶，生艾叶，生柏叶，生地黄。

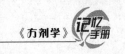

【功效】凉血止血。

【方歌】四生丸用四般药，荷艾柏叶生地好；血热妄行吐衄作，凉血止血显功效。

趣味记忆 四生爱柏叶和地黄。

解释： 四生（丸） 艾（叶） 柏叶 荷（叶）（生）地黄。"四生"可联想为人名。

咳血方《丹溪心法》

【组成】青黛**君**，山栀**君**，瓜蒌仁**臣**，海粉**臣**，诃子**佐**，姜汁**佐**，蜂蜜**使**。

【功效】清肝宁肺，凉血止血。

【方歌】咳血方中诃子收，海粉山栀姜瓜蒌；青黛泻肝凉血热，咳嗽痰血此方投。

趣味记忆 科协海芬将请嗑瓜子。

解释： 咳血（方） 海粉 姜（汁） 青（黛） 诃（子） 瓜（蒌仁）（山）栀。

方剂特点 清肝敛肺与清化痰热并施，以清肝为主；寓止血于清泻之中，标本同治。

【注意事项】本方为治疗肝火犯肺所致咳血之常用方。方药具有寒凉降泻之性，故肺肾阴虚及脾虚便溏者，均不宜使用。

【附方】

黛蛤散 《医说》引《类编》

【组成】青黛，蚌粉。

【功效】清肝化痰。

【方歌】黛蛤青黛蛤壳配，清肝化痰功效倍。

趣味记忆 呆哥棒呆（了）。

解释： 黛蛤（散） 蚌（粉） （青）黛。

小蓟饮子 《玉机微义》

【组成】小蓟^君，生地^臣，藕节^臣，蒲黄^臣 滑石^佐，木通^佐，淡竹叶^佐，栀子^佐，当归^佐，甘草^使。

【功效】凉血止血，利水通淋。

【方歌】小蓟饮子藕蒲黄，木通滑石生地裹；归草黑栀淡竹叶，热结血淋疗效彰。

趣味记忆 小纪六一节知祖母当皇帝。

解释： 小蓟（饮子） 六一（散） （藕）节 栀（子） （淡）竹（叶） 木（通） 当（归） （蒲）黄 （生）地。"六一散"即滑石和甘草。

方剂特点 止血之中寓以化瘀，使血止而不留瘀；清利之中寓以养阴，令利水而不伤正。

【注意事项】本方为治疗下焦瘀热所致血淋或尿血之常用方。血淋或尿血日久兼寒，或阴虚火动，或气虚不摄者，均不宜使用；

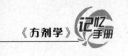

孕妇忌用。

槐花散《普济本事方》

【组成】槐花炒君，柏叶焙臣，荆芥穗佐，枳壳炒佐。

【功效】清肠止血，疏风行气。

【方歌】槐花散用治肠风，侧柏荆芥枳壳充；等分为末米饮下，宽肠凉血逐风动。

趣味记忆 槐花散，精致也。

解释：槐花散，荆（芥穗） 枳（壳） （柏）叶。

方剂特点 寓行气于止血之中，寄疏风于清肠之内，相反相成。

【注意事项】本方为治疗肠风脏毒下血之常用方。药性寒凉，不宜久服；便血日久，伴气虚或阴虚者，均不宜使用。

【附方】

槐角丸《太平惠民和剂局方》

【组成】槐角炒，地榆，当归焙，防风，黄芩炒，枳壳炒。

【功效】清肠疏风，和血止血。

【方歌】槐角丸中芩地榆，当归防风枳壳取；酒糊为丸米饮下，清肠疏风下血愈。

趣味记忆 坏脚致亲弟当风（吹）。

解释：槐角（丸） 枳（壳） （黄）芩 地（榆） 当（归） （防）风。可以联想为：因为脚坏走不了路，导致亲弟被风吹。

黄土汤《金匮要略》

【组成】灶心黄土^君，白术^臣，附子_炮^臣，干地黄^佐，阿胶^佐，黄芩^佐，甘草^使。

【功效】温阳健脾，养血止血。

【方歌】黄土汤用芩地黄，术附阿胶甘草尝；温阳健脾能摄血，便血崩漏服之康。

趣味记忆 黄土地干，嘱咐勤浇。

解释：黄土（汤） 地（黄） 甘（草），（白）术 附（子）（黄）芩 （阿）胶。

方剂特点 温阳而不伤阴，滋阴而不碍阳；寒热并用，刚柔相济，标本兼顾。

【注意事项】本方为治疗脾阳不足所致便血或崩漏之常用方。阴虚血热之出血者不宜使用。

『类方比较记忆』

桃核承气汤 - 大黄牡丹汤

相同点：皆含桃仁、大黄、芒硝，均具有逐瘀泄热之功，适用于瘀热互结证。

不同点：

桃核承气汤：配伍桂枝、甘草，通行血脉、护胃安中，功能逐瘀泄热、活血攻下。用于下焦蓄血证。以少腹急结，小便自利，脉沉实或涩为辨证要点。

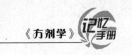

大黄牡丹汤：配伍瓜子、丹皮，化瘀排脓，功能泄热破结、散结消肿。用于肠痈初起，湿热瘀滞证。以右少腹疼痛拒按，善屈右足，苔黄腻，脉滑数为辨证要点。

血府逐瘀汤－补阳还五汤

相同点：均具有活血化瘀之功，适用于瘀血内阻证。可见舌暗或舌质有瘀斑，脉涩等临证表现。

不同点：

血府逐瘀汤：以桃红四物汤与四逆散为主要配伍，加下行之牛膝和上行之桔梗而成，功能活血化瘀、行气止痛。主要用于胸中血瘀证。以胸痛，头痛，痛有定处，舌暗红或有瘀斑，脉涩或弦紧为辨证要点。

补阳还五汤：以桃红四物汤去生地加黄芪、地龙而成，全方重用黄芪，使气旺以促血行，功专补气活血通络，为益气活血之代表方。主要用于气虚血瘀之中风。以半身不遂，口眼㖞斜，舌暗淡苔白，脉缓无力为辨证要点。

复元活血汤－七厘散

相同点：均具有活血行气、消肿止痛之功，适用于跌打损伤，血瘀气滞之肿痛。

不同点：

复元活血汤：用大黄、桃仁、红花、穿山甲、当归配柴胡，长于活血祛瘀、疏肝通络。主要用于瘀血留于胁下，痛不可忍者。以胸胁瘀肿疼痛，痛不可忍为辨证要点。

七厘散：用血竭、红花、乳香、没药配儿茶，长于活血散瘀、止血生肌。主要用于外伤瘀血肿痛，或刀伤出血，既可外敷，又可内服。以筋断骨折，瘀肿痛甚为辨证要点。

生化汤－失笑散

相同点：均具有活血化瘀之功，适用于产后瘀血阻滞之恶露不行。临证可见少腹疼痛。

不同点：

生化汤：以当归、川芎、桃仁配伍炮姜、黄酒，功能养血活血、温经止痛。主要用于血虚寒凝，瘀血阻滞证。以产后恶露不行，小腹冷痛为辨证要点。

失笑散：以五灵脂配伍蒲黄，均为祛瘀止痛之品，功能活血祛瘀、散结止痛。主要用于瘀血疼痛，尤以肝经血瘀者为宜。以心腹刺痛，或妇女月经不调，少腹急痛为辨证要点。

温经汤－当归四逆汤

相同点：均具有温经散寒、养血补血之功，适用于虚寒痛经。

不同点：

温经汤：重用吴茱萸与桂枝为君，配以当归、川芎、芍药为臣，功能温经散寒、养血祛瘀，主以温经化瘀，属于理血剂。主要用于冲任虚寒，瘀血阻滞证，为妇科调经之常用方，亦治妇人宫冷，久不受孕。以月经不调，小腹冷痛，经有瘀块，时有烦热，舌质暗红，脉细涩为辨证要点。

当归四逆汤：由桂枝汤去生姜，倍大枣，加当归、通草、细辛而成，重用大枣，既合当归、芍药以补营血，又防桂枝、细辛伤及阴虚，功能温经散寒、养血通脉，重在温通，属于温里剂。

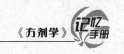

主要用于血虚寒厥证。以手足厥寒，舌淡苔白，脉细欲绝为辨证要点。

十灰散－小蓟饮子－咳血方

相同点：均具有凉血止血之功，适用于火热所致的出血证。

不同点：

十灰散：凉血止血与清降祛瘀之品相伍，诸药炒炭存性以加强收敛止血之功，重在凉血止血。主要用于血热妄行之上部出血证。以上部出血，血色鲜红，舌红，脉数为辨证要点。

小蓟饮子：由导赤散加小蓟、藕节、蒲黄、滑石、栀子、当归而成，长于凉血止血、利水通淋。主要用于热结下焦之血淋、尿血。以尿中带血，小便赤涩热痛，舌红，脉数为辨证要点。

咳血方：由青黛、栀子配伍瓜蒌仁、海粉、诃子，功专清肝宁肺、凉血止血。主要用于肝火犯肺之咳血证。以咳痰带血，胸胁作痛，舌红苔黄，脉弦数为辨证要点。

黄土汤－归脾汤

相同点：均具有健脾养血之功，适用于脾不统血证。均可见便血，崩漏，舌淡，脉细等临证表现。

不同点：

黄土汤：以灶心黄土合炮附子、白术为主，配伍生地、阿胶、黄芩以温阳健脾而摄血，滋阴养血而止血，功能温阳健脾、养血止血，属于止血剂。主要用于脾阳不足，统摄无权之出血证。以四肢不温，血色暗淡，舌淡苔白，脉沉细为辨证要点。

归脾汤：用黄芪、龙眼肉配伍人参、白术、当归、茯神、酸枣仁、远志以补气健脾、养心安神，属于补血剂。主要用于脾气不足，气不摄血之出血证。以气短乏力，心悸失眠，或便血崩漏，舌淡，脉细弱为辨证要点。

槐花散-黄土汤

相同点：均可治疗便血证。

不同点：

槐花散：槐花、侧柏叶配伍荆芥穗、枳壳，功能清肠止血、疏风行气。主要用于风湿热毒，壅遏肠道，损伤血络便血证。以便血，血色鲜红，舌红，脉数为辨证要点。

黄土汤：以灶心黄土合炮附子、白术为主，配伍生地、阿胶、黄芩以温阳健脾而摄血，滋阴养血而止血，功能温阳健脾、养血止血。主要用于脾阳不足、统摄无权之出血证。以四肢不温，血色暗淡，舌淡苔白，脉沉细为辨证要点。

第十四章 治风剂

概要口诀

治风剂善治风病，外风内风需辨清；

外来风邪为外风，脏腑致风为内风；

外来风邪宜疏散，脏腑致风宜息平；

外风可以引内风，内风又可夹外风；

分清主次与重轻，兼而治之法可行。

第一节 疏散外风剂

川芎茶调散《太平惠民和剂局方》

【组成】川芎^君，薄荷^臣，荆芥^臣，羌活^佐，白芷^佐，细辛^佐，防风^佐，茶^佐，甘草^{佐使}。

【功效】疏风止痛。

【方歌】川芎茶调散荆防，辛芷薄荷甘草羌；目昏鼻塞风攻上，偏正头痛悉能康。

趣味记忆 川兄查老伯仔细，谨防（他有）枪。

解释： 川芎茶（调散）（国）老 薄（荷）（白）芷 细（辛），荆（芥）防（风）羌（活）。"国老"即甘草。

方剂特点 辛散疏风于上，诸经兼顾；佐入清茶调服，使温燥有制，寓降于升。

【注意事项】本方为治疗风邪头痛之常用方。以辛温之品为多，使用时用量宜轻，不宜久煎。

【附方】

菊花茶调散《丹溪心法附余》

【组成】菊花，川芎，荆芥穗，羌活，甘草，白芷，细辛，防风，蝉蜕，僵蚕，薄荷，茶。

【功效】疏风止痛，清利头目。

【方歌】菊花茶调散荆防，芎芷薄荷甘草羌；细辛蝉蜕僵蚕入，风热头痛力能攘。

趣味记忆 菊花茶，川芎茶掺蚕花。

解释： 菊花茶（调散），川芎茶（调散）蝉（蜕）（僵）蚕（菊）花。

苍耳子散《重订严氏济生方》

【组成】辛夷仁，苍耳子_炒，白芷，薄荷，葱，茶。

【功效】疏风止痛，通利鼻窍。

【方歌】苍耳子散用辛夷，白芷薄荷四味齐；饭后葱茶清

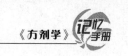
调下，风邪上攻鼻渊宜。

> **趣味记忆** 苍耳之心意——冲薄荷白茶。

解释：苍耳子（散） 辛夷——葱 薄荷 白（芷）茶。
"苍耳"可联想为人名。

大秦艽汤《素问病机气宜保命集》

【组成】秦艽（君），羌活（臣），独活（臣），防风（臣），白芷（臣），细辛（臣），
熟地（佐），当归（佐），白芍（佐），川芎（佐），白术（佐），茯苓（佐），生地（佐），石
膏（佐），黄芩（佐），甘草（佐使）。

【功效】祛风清热，养血活血。

【方歌】大秦艽汤羌独防，芎芷辛芩二地黄；石膏归芍苓术
草，祛风活血保安康。

> **趣味记忆** 大秦叫秦风搞枪，独自逐赶二弟，令兄要当心。

解释：大秦艽（汤） （黄）芩 （防）风 （石）膏 羌
（活），独（活） （白）芷 （白）术 甘（草） 二地，（茯）
苓 （川）芎 （芍）药 当（归） （细）辛。"二地"即生地黄
和熟地黄。

> **方剂特点** 以祛风散邪为主，祛邪与扶正并举，治风与治血
> 共施，寓"治风先治血"之意。

【注意事项】本方为治疗风邪初中经络之常用方。属内风者不
宜使用。

【附方】

小续命汤 《备急千金要方》

【组成】麻黄，防己，人参，桂心，黄芩，芍药，甘草，川芎，杏仁，防风，附子，生姜。

【功效】祛风散寒，益气温阳。

【方歌】小续命汤用麻黄，桂杏芩芍芎甘尝；人参防己风附姜，阳虚风中服之良。

趣味记忆 小徐明干妈姓桂，亲兄（是）少将，夫人（名）芳芳。

解释：小续命（汤） 甘（草） 麻（黄） 杏（仁）桂（心），（黄）芩 （川）芎 芍（药） （生）姜，附（子）人（参） 防（己） 防（风）。

消风散 《外科正宗》

【组成】荆芥^君，防风^君，蝉蜕^君，牛蒡子^君，苍术^臣，苦参^臣，木通^臣，石膏^佐，知母^佐，当归^佐，生地^佐，胡麻仁^佐，甘草^使。

【功效】疏风养血，清热除湿。

【方歌】消风散内用荆防，蝉蜕胡麻苦参苍；膏知蒡通归地草，风疹湿疹服之良。

趣味记忆 萧峰告知胡妈，谨防草地饶牛（一）同归仓库。

解释：消风（散） （石）膏 知（母） 胡麻（仁），荆（芥） 防（风） （甘）草 （生）地 蝉（蜕） 牛（蒡

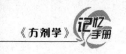

子）（木）通　（当）归　苍（术）　苦（参）。

方剂特点 辛散苦燥甘润相伍；"疏风养血""清热祛湿"合法，上疏下渗，内清外散；寓"治风先治血"之意。

【注意事项】本方为治疗风疹、湿疹之常用方。服药期间不宜食辛辣、鱼腥、烟酒、浓茶等，以免影响疗效。因方中疏风药及祛湿药易伤阴血，故气血虚弱者不宜使用；风疹属虚寒者，亦不宜使用。

【附方】

当归饮子《济生丸》

【组成】当归，白芍，川芎，生地黄，白蒺藜_炒，防风，荆芥穗，何首乌，黄芪，甘草_炙。

【功效】养血活血，祛风止痒。

【方歌】当归饮子芎芍地，甘草黄芪白蒺藜；芥穗首乌与防风，养血祛风服之宜。

趣味记忆 当归引（用）岐黄经方——白熊乌鸡草。

解释： 当归饮（子）（黄）芪　（生地）黄　荆（芥穗）　防（风）　白（芍）　（川）芎　（何首）乌　（白）蒺（藜）　（甘）草。"当归"可联想为人名。

牵正散《杨氏家藏方》

【组成】白附子_君，全蝎_臣，白僵蚕_臣，酒_{佐使}。

【功效】祛风化痰，通络止痛。

【方歌】牵正散是杨家方，全蝎僵蚕白附裹；服用少量热酒下，口眼㖞斜疗效强。

趣味记忆 钱正父子全馋酒。

解释： 牵正（散）（白）附子　全（蝎）（白僵）蚕　酒。

方剂特点 辛温上行以祛风痰，药简力专。

【注意事项】本方为治疗风痰阻于头面经络之常用方。方中白附子、全蝎为有毒之品，不宜过量及久服。气虚血瘀或肝风内动所致的口眼㖞斜或半身不遂者，均不宜使用；孕妇忌用。

【附方】

止痉散《流行性乙型脑炎中医治疗法》

【组成】全蝎，蜈蚣。

【功效】祛风止痉，通络止痛。

【方歌】止痉全蝎与蜈蚣，祛风止痛功力宏；惊风抽搐可缓解，又治脑炎破伤风。

趣味记忆 止痉谢蜈蚣。

解释： 止痉（散）（全）蝎　蜈蚣。

小活络丹《太平惠民和剂局方》

【组成】川乌炮君，草乌炮君，天南星炮臣，乳香佐，没药佐，地龙佐，酒使。

【功效】祛风除湿，化痰通络，活血止痛。

【方歌】小活络丹天南星，二乌乳没与地龙；寒湿瘀血成痹

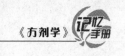

痛，搜风活血经络通。

趣味记忆 小伙：汝弟没要南二屋。

解释：小活（络丹）：乳（香）地（龙）没药（天）南（星）二乌。"二乌"即川乌和草乌。

方剂特点 辛热温通，峻药缓用，功专止痛。

【注意事项】本方为治疗风寒湿与痰瘀痹阻经络之常用方。阴虚有热者及孕妇均忌用。川乌、草乌皆为有毒之品，不宜过量及久服。

【附方】

大活络丹《兰台轨范》

【组成】白花蛇，乌梢蛇，威灵仙，两头尖俱酒浸，草乌，天麻煨，全蝎，首乌黑豆水浸，龟板炙，麻黄，贯众，甘草炙，羌活，官桂，藿香，乌药，黄连，熟地，大黄蒸，木香，沉香，细辛，赤芍，没药，丁香，乳香，僵蚕，天南星姜制，青皮，骨碎补，白蔻，安息香酒蒸，黑附子制，黄芩蒸，茯苓，香附焙，玄参，白术，防风，葛根，虎胫（豹骨代），当归，血竭，地龙炙，犀角（水牛角代），麝香，松脂，牛黄，片脑（冰片），人参。

【功效】祛风扶正，活络止痛。

【方歌】大活络丹药味丰，四君四物去川芎；白乌蛇蝎灵仙众，首草乌麻羌地龙；龟板麻黄与官桂，藿香乌药连防风；大黄细辛木沉香，乳没丁香僵蚕共；南星青皮骨碎补，白蔻息香附子同；玄芩葛竭冰香附，虎胫犀角麝松行；再添牛黄两头尖，蜜丸箔衣陈酒送；瘫痪痿痹阴流注，祛风扶正经络通。

> **趣味记忆** 大活骡当防八香五黄四乌三白二神药地,两天仙骂众蝎龟敢抢虎皮,贵妇葛苓只叫新疆兵补血。
>
> **解释:** 大活络(丹) 当(归) 防(风) 八香(藿香、木香、沉香、丁香、乳香、安息香、麝香、香附) 五黄(大黄、麻黄、牛黄、黄连、黄芩) 四乌(乌梢蛇、草乌、首乌、乌药) 三白(白花蛇、白蔻、白术) 二参(人参、玄参) 药(赤芍药、没药) 地(熟地、地龙),两(头尖) 天(南星) (威灵)仙(天)麻(贯)众 (全)蝎 龟(板) 甘(草) 羌(活) 虎(胫) (青)皮,(官)桂 (黑)附(子) 葛(根) (茯)苓 (松)脂(犀)角(细)辛 僵(蚕) 冰(片) (骨碎)补 血(竭)。

玉真散 《外科正宗》

【组成】白附子🈷,天南星🈷,羌活🈷,防风🈷,白芷🈷,天麻🈷,热酒或童便🈷🈷。

【功效】祛风化痰,定搐止痉。

【方歌】玉真散治破伤风,牙关紧急反张弓;星麻白附羌防芷,外敷内服一方通。

> **趣味记忆** 玉真防止驸马抢南星。
>
> **解释:** 玉真(散) 防(风) (白)芷 (白)附(子) (天)麻 羌(活) (天)南星。

方剂特点 "祛风化痰止痉"合法,寓止痉于疏散之中,标本

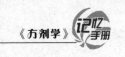

兼治。

【注意事项】本方为治疗破伤风之代表方。用药后需盖被取汗，同时应避风，以防复感。方中白附子、天南星生用有毒，不宜过量及久服。全方药性偏于辛燥，津气耗伤者慎用；孕妇忌服。

第二节 平息内风剂

羚角钩藤汤 《通俗伤寒论》

【组成】羚角片_{先煎}_君，钩藤_{后入}_君，桑叶_臣，菊花_臣，生地_佐，生白芍_佐，川贝_佐，竹茹_佐，茯神木_佐，生甘草_使。

【功效】凉肝息风，增液舒筋。

【方歌】俞氏羚角钩藤汤，桑菊茯神鲜地黄；贝草竹茹同芍药，肝热生风急煎尝。

趣味记忆 领狗上草地，少妇背竹菊。

解释：羚（角）钩（藤汤）桑（叶）（甘）草（生）地，（白）芍 茯（神木）（川）贝 （淡）竹（茹） 菊（花）。

方剂特点 咸寒与辛凉合方，清热息风与疏散风热相伍，主以凉肝息风，兼以增液舒筋。

【注意事项】本方为治疗肝热生风证之常用方。热病后期，阴虚或血虚风动者，均不宜使用。

【附方】

钩藤饮 《医宗金鉴》

【组成】钩藤后下，羚羊角冲服，全蝎，人参，天麻，甘草炙。

【功效】清热息风，益气解痉。

【方歌】钩藤饮用羚羊角，全蝎人参天麻草；清热息风且解痉，功擅小儿之天钓。

趣味记忆 苟腾领些什么草？

解释：钩藤（饮） 羚（羊角） （全）蝎 （人）参 （天）麻 （甘）草？"苟腾"可联想为人名。

镇肝熄风汤 《医学衷中参西录》

【组成】怀牛膝君，生赭石臣，生龙骨臣，生牡蛎臣，龟板臣，

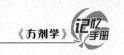

生白芍^臣，玄参^佐，天冬^佐，茵陈^佐，川楝子^佐，生麦芽^佐，甘草^{佐使}。

【功效】镇肝息风，滋阴潜阳。

【方歌】镇肝熄风芍天冬，玄参牡蛎赭茵供；麦龟膝草龙川楝，肝风内动建奇功。

趣味记忆 正赶西风卖龟板，只因牛恋草原龙要离天。

解释：镇肝熄风（汤） 麦（芽） 龟板，赭（石） 茵（陈）（怀）牛（膝）（川）楝（子）（甘）草 元（参） 龙（骨）（芍）药 （牡）蛎 天（冬）。

方剂特点 重镇与潜降相伍，平肝与疏肝共施，降而不沉；镇潜治标，滋阴治本，重在治标。

【注意事项】本方为治疗内中风之常用方。中气不足者及血虚眩晕者，均忌用。方中金石介类之品易碍胃，故脾胃虚弱者慎用；热极动风者不宜使用。

【附方】

建瓴汤 《医学衷中参西录》

【组成】生怀山药，怀牛膝，生赭石，生龙骨，生牡蛎，生怀地黄，生杭芍，柏子仁，铁锈水。

【功效】镇肝息风，滋阴安神。

【方歌】建瓴牛膝与山药，龙牡赭石地黄芍；再合柏仁铁锈水，镇肝息风头晕疗。

趣味记忆 建瓴山，铁牛少犁十垄白地。

解释：建瓴（汤） 山（药），铁（锈水） 牛（膝）

（白）芍 （生牡）蛎 （生赭）石 （生）龙（骨） 柏（子仁） 地（黄）。

天麻钩藤饮《中医内科杂病证治新义》

【组成】天麻^君，钩藤_{后入}^君，石决明^臣，牛膝^臣，杜仲^佐，桑寄生^佐，栀子^佐，黄芩^佐，益母草^佐，夜交藤^佐，朱茯神^佐。

【功效】平肝息风，清热活血，补益肝肾。

【方歌】天麻钩藤石决明，杜仲牛膝桑寄生；黄芩栀子益母草，茯神夜交安神宁。

趣味记忆 天麻钩藤教绝技，茯神擒牛众致意。

解释：天麻钩藤（饮） （夜）交（藤） （石）决（明） （桑）寄（生），茯神 （黄）芩 牛（膝） （杜）仲 栀（子） 益（母草）。

方剂特点 清平养并用，主以平肝；心肝肾同治，重在治肝；方中多味具有降压作用，组方融合中西医理。

【注意事项】本方为治疗肝阳偏亢，肝风上扰证之常用方。重证可易石决明为羚羊角，则药力益著。痰厥头痛者及孕妇，均忌用。

大定风珠《温病条辨》

【组成】鸡子黄^君，阿胶^君，生白芍^臣，干地黄^臣，麦冬^臣，龟板^佐，鳖甲^佐，生牡蛎^佐，麻仁^佐，五味子^佐，甘草_炙^使。

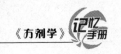

【功效】滋阴息风。

【方歌】大定风珠鸡子黄，阿胶芍地麦龟襄；鳖甲牡蛎麻味草，滋阴息风功效良。

趣味记忆 大定为别人扫地板，极卖力干啊。

解释：大定（风珠）（五）味（子）鳖（甲）（麻）仁（白）芍 （干）地（黄）（龟）板，鸡（子黄） 麦（冬）（牡）蛎 甘（草）阿（胶）。

方剂特点 血肉有情之品与滋养潜镇之药合方，酸收与潜降并行，寓息风于滋养之中，重在滋阴以治本。

【注意事项】本方为治疗温病后期，阴虚内动证之常用方。阴液亏损而邪热犹盛者不宜使用；孕妇慎用。

【附方】

小定风珠《温病条辨》

【组成】鸡子黄，真阿胶，生龟甲，童便，淡菜。

【功效】滋阴息风止哕。

【方歌】小定风珠鸡子黄，阿胶龟甲淡菜尝；再冲童便顿服下，滋阴息风止秽良。

趣味记忆 小定教龟辨鸡蛋。

解释：小定（风珠）（阿）胶 龟（甲）（童）便 鸡（子黄） 淡（菜）。

三甲复脉汤《温病条辨》

【组成】甘草炙，干地黄，生白芍，麦冬，阿胶，麻仁，生牡蛎，生鳖甲，生龟板。

【功效】滋阴复脉，潜阳息风。

【方歌】三甲复脉麦地芍，阿胶麻仁炙甘草；龟板鳖甲与牡蛎，滋阴复脉功效好。

趣味记忆 三家复卖大定风珠，没违纪！

解释：三甲复脉（汤） 大定风珠，没（有） （五）味（子）鸡（子黄）！

阿胶鸡子黄汤《通俗伤寒论》

【组成】阿胶_{烊冲}【君】，鸡子黄_{先煎}【君】，生地【臣】，生白芍【臣】，钩藤【佐】，石决明【佐】，生牡蛎【佐】，茯神【佐】，络石藤【佐】，甘草_炙【佐使】。

【功效】滋阴养血，柔肝息风。

【方歌】阿胶鸡子黄汤好，地芍钩藤牡蛎草；决明茯神络石藤，阴虚动风此方保。

趣味记忆 阿娇继子扫地沟（中）砾石、落藤、浮草。

解释：阿胶鸡子（黄汤） （白）芍 （生）地 钩（藤） （牡）蛎 石（决明）、络（石）藤、茯（神） （甘）草。

方剂特点 血肉有情之品与滋养平潜之药合方，以成"滋阴息风法"。

【注意事项】本方为治疗邪热久羁，阴血不足，虚风内动证之常用方。凡手足抽搐因阳热亢盛，热极动风者不宜使用。

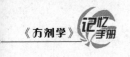

『类方比较记忆』

玉真散 - 牵正散

相同点： 皆以白附子为君药，均具有祛风化痰之功，适用于风痰证。可见苔腻，脉弦等临证表现。

不同点：

玉真散： 配伍天南星、天麻等，功能祛风化痰、定搐止痉。主要用于因皮肉破损，风毒之邪侵入肌肉腠理、经脉所致之破伤风。以牙关紧急，身体强直，角弓反张为辨证要点。

牵正散： 配伍白僵蚕、全蝎，功能祛风化痰、通络止痉。主要用于风痰阻于头面经络所致之口眼㖞斜。以猝然口眼㖞斜为辨证要点。

羚角钩藤汤 - 镇肝熄风汤 - 天麻钩藤饮

相同点： 均具有息风之功，适用于肝风内动证。可见头晕目眩，烦躁，脉弦等临证表现。

不同点：

羚角钩藤汤： 以羚羊角、钩藤配伍桑叶、菊花、生地、白芍，凉肝息风为主，兼以增液舒筋。主要用于肝热生风证。以高热烦躁，手足抽搐，脉弦数为辨证要点。

镇肝熄风汤： 以怀牛膝配伍代赭石、龟板、龙骨、牡蛎、天冬、玄参、白芍等，以镇肝息风为主，兼以滋阴潜阳。主要用于类中风。以头晕目眩，脑部胀痛，面色如醉，心中烦热，脉弦长有力为辨证要点。

天麻钩藤饮：以天麻、钩藤配伍石决明、山栀、黄芩、夜交藤、朱茯神等，平肝息风之力较弱，兼清热活血安神。主要用于肝阳偏亢，肝风上扰证。以头痛，眩晕，失眠，舌红苔黄，脉弦为辨证要点。

加减复脉汤－三甲复脉汤－大定风珠

相同点：均由炙甘草汤化裁而成，具有滋阴养血之功。

不同点：

加减复脉汤：于炙甘草汤中去人参、大枣及桂枝、生姜、清酒，加养血敛阴之白芍，功能滋阴养血、敛阴复脉，属于补益剂。主要用于温热病后期，邪热久羁，阴液亏虚证。以口干唇燥，烦躁不安，心悸，脉虚大或促为辨证要点。

三甲复脉汤：由加减复脉汤加生牡蛎、生鳖甲、生龟板而成，功能滋阴复脉、潜阳息风，功效长于加减复脉汤，而息风之力稍逊于大定风珠，属于治风剂。主要用于温病热邪久羁下焦，热深厥甚。以手足蠕动，心悸，抽搐，口干舌燥，脉细数为辨证要点。

大定风珠：由加减复脉汤加鸡子黄、五味子、生龟板、生鳖甲、生牡蛎而成，滋阴息风之力较强，兼能收敛阴气。主要用于阴虚风动重证，有时时欲脱之势者。以神倦瘛疭，舌绛苔少，脉虚弱为辨证要点。

大定风珠－阿胶鸡子黄汤

相同点：皆含鸡子黄、阿胶、生地、生白芍，均具有滋阴息风之功，适用于温热伤阴，虚风内动证。

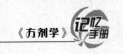

不同点：

大定风珠：配伍五味子，滋阴息风之力强，兼有收敛之功。主要用于温病后期，真阴大亏，虚风内动证。以神倦瘛疭，舌绛苔少，脉虚弱为辨证要点。

阿胶鸡子黄汤：配伍钩藤、茯神木，凉肝安神之力略胜。主要用于邪热久羁，阴血不足，虚风内动证。以筋脉拘急，手足瘛疭，舌绛苔少，脉细数为辨证要点。

第十五章　治燥剂

概要口诀

治燥之剂治燥证，外燥内燥需辨明；

外燥之邪分凉温，津亏失润内燥成；

燥者濡之原则遵，外燥轻宣内滋润；

甘凉滋润易助湿，脾虚多湿慎服之；

燥邪易热伤津气，清热益气生津宜；

辛香苦寒慎入方，以免津液再耗伤。

第一节　轻宣外燥剂

杏苏散 《温病条辨》

【组成】苏叶^君，杏仁^君，前胡^臣，桔梗^臣，枳壳^臣，橘皮^佐，半夏^佐，茯苓^佐，生姜^佐，大枣^佐，甘草^{佐使}。

【功效】轻宣凉燥，理肺化痰。

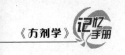

【方歌】杏苏散内夏陈前，枳桔苓草姜枣研；轻宣温润治凉燥，咳止痰化病自痊。

趣味记忆 姓苏富姐支钱找半升甘橘。

解释：杏（仁）苏（叶）（散）茯（苓）桔（梗）枳（壳）前（胡）（大）枣 半（夏）生（姜）甘（草）橘（皮）。

方剂特点 苦辛微温，肺脾同治，重在轻宣治肺。

【注意事项】本方为治疗凉燥之代表方。不宜久煎；宜温服。咳嗽因于外寒、风温、痰热壅肺及燥热犯肺者，皆忌用。

桑杏汤 《温病条辨》

【组成】桑叶君，杏仁君，香豉臣，象贝臣，沙参佐，梨皮佐，栀皮佐。

【功效】轻宣温燥，润肺止咳。

【方歌】桑杏汤中象贝宜，沙参栀豉与梨皮；身热咽干咳痰少，辛凉甘润燥能医。

趣味记忆 桑杏背傻子吃梨。

解释：桑（叶）杏（仁）（汤）（象）贝 沙（参）栀（皮）（香）豉 梨（皮）。"桑杏"可联想为人名。

方剂特点 轻宣凉散与生津养液并施，透散温燥而不伤津，凉润肺金而不滋腻。

【注意事项】本方为治疗外感温燥轻证之常用方。"轻药不得重用"，本方药量不宜过重，且煎煮时间不宜过长。凉燥证忌用。

清燥救肺汤《医门法律》

【组成】桑叶君，石膏煅臣，麦冬臣，杏仁炒佐，枇杷叶炙佐，阿胶佐，胡麻仁炒佐，人参佐，甘草佐使。

【功效】清燥润肺，益气养阴。

【方歌】清燥救肺参草杷，石膏胶杏麦胡麻；经霜收下冬桑叶，清燥益气养阴夸。

趣味记忆 清早爸妈炒桑叶，叫人卖杏仁糕。

解释：清燥（救肺汤）（枇）杷（叶）（胡）麻（仁）（甘）草 桑叶，（阿）胶 人（参） 麦（冬） 杏仁（石）膏。

方剂特点 宣清合法，宣降配合，清润并施，气阴双补，培土生金。

【注意事项】本方为治疗温燥伤肺重证之代表方。临证可根据肺热及阴伤的程度，调整君臣诸药用量。内有湿热者不宜；肺胃虚寒者忌用。

【附方】

沙参麦冬汤《温病条辨》

【组成】沙参，玉竹，甘草，冬桑叶，麦冬，扁豆，花粉。

【功效】清养肺胃，生津润燥。

【方歌】沙参麦冬甘寒润，玉竹扁桑草花粉；久热久咳加骨皮，清养肺胃生阴津。

趣味记忆 沙僧卖竹扁，赏炒粉。

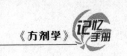

解释：沙参麦（冬汤）（玉）竹 扁（豆），桑（叶）（甘）草（花）粉。

第二节　滋润内燥剂

麦门冬汤《金匮要略》

【组成】麦门冬^君，半夏^臣，人参^佐，粳米^佐，大枣^佐，甘草^{佐使}。

【功效】滋养肺胃，降逆下气。

【方歌】麦门冬汤用人参，枣草粳米半夏存；肺痿咳逆因虚火，清养肺胃益气阴。

趣味记忆 卖门人炒大虾米。

解释：麦门（冬）（汤）　人（参）（甘）草　大（枣）（半）夏　（粳）米。

方剂特点 重用甘寒清润，少佐辛温降逆，滋而不腻，温而不燥；肺胃同治，培土生金。

【注意事项】本方为治疗虚热肺痿之常用方。凡寒痰壅肺之咳逆，脾胃虚寒之呕吐者，均不宜使用；肺痿属虚寒证者忌用。

养阴清肺汤《重楼玉钥》

【组成】生地^君，麦门冬^臣，玄参^臣，白芍^炒^佐，丹皮^佐，贝

母 ⑥，薄荷 ⑥，甘草 ⑥⑭。

【功效】养阴清肺，解毒利咽。

【方歌】养阴清肺麦门冬，生地玄参丹贝同；白芍薄荷生甘草，解毒利咽白喉从。

趣味记忆 杨茵请生弟元旦背母买草药喝。

解释： 养阴清（肺汤） 生地 玄（参） 丹（皮）贝母 麦（冬）（甘）草 （芍）药 （薄）荷。可联想为：母亲生病后，杨茵请亲生弟弟在元旦背着她去买草药治病。

方剂特点 甘寒辛凉，滋肾润肺，金水相生，清解寓散，邪正兼顾。

【注意事项】本方为治疗阴虚白喉之常用方。白喉忌解表，犹忌辛温发汗。湿盛痰多或感冒初起咳嗽者，皆慎用。

百合固金汤 《慎斋遗书》

【组成】生地 ㊒，熟地 ㊒，百合 ㊓，麦门冬 ㊓，玄参 ㊓，贝母 ⑥，桔梗 ⑥，当归 ⑥，白芍 ⑥，甘草 ⑥⑭。

【功效】滋润肺肾，止咳化痰。

【方歌】百合固金二地黄，玄参贝母桔甘藏；麦冬芍药当归配，咳喘痰血肺家伤。

趣味记忆 白河谷接母归，选二弟卖草药。

解释： 百合固（金汤） 桔（梗） （贝）母 （当）归，玄（参） 二地 麦（冬）（甘）草 （芍）药。"二地"即生地和熟地。

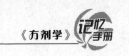

方剂特点 主以甘寒，润中寓清；肺肾同治，兼调肝木，金水相生。

【注意事项】本方为治疗肺肾阴亏，虚火上炎证之常用方。本方多甘寒滋腻之品，故脾胃亏虚者慎用。

琼玉膏 《洪氏集验方》

【组成】生地君，白蜜臣，人参佐，茯苓佐，酒佐。

【功效】滋阴润肺，益气补脾。

【方歌】琼玉膏中君生地，人参茯苓酒白蜜；肺枯干咳肺痨病，金水相生服之宜。

趣味记忆 穷玉帝久觅夫人。

解释：琼玉（膏）（生）地 酒 （白）蜜 茯（苓）人（参）。

方剂特点 甘凉濡润；肺肾同补，金水相生；肺脾同治，培土生金。

【注意事项】本方为治疗肺肾阴虚所致肺痨之常用方。若兼表证或由外感所致咳嗽，均不宜使用。

玉液汤 《医学衷中参西录》

【组成】生山药君，生黄芪君，知母臣，天花粉臣，葛根佐，鸡内金佐，五味子佐。

【功效】益气养阴，固肾生津。

【方歌】玉液山药芪葛根，花粉知味鸡内金；消渴口干溲多数，补脾固肾益气阴。

趣味记忆 玉液山（的）母鸡喂黄花根。

解释： 玉液（汤） 山（药） （知）母 鸡（内金） （五）味（子） 黄（芪） 花（粉） （葛）根。

方剂特点 甘温与凉涩合法，升发与封藏并行；气津并补，脾肾同治。

【注意事项】本方为治疗气阴两虚所致消渴之常用方。服药期间忌甜食。

增液汤 《温病条辨》

【组成】玄参君，生地臣，麦冬佐。

【功效】增液润燥。

【方歌】增液玄参与地冬，热病津枯便不通；补药之体作泻剂，若非重用不为功。

趣味记忆 郑爷卖参地。

解释： 增液（汤） 麦（冬） （玄）参 （生）地。

方剂特点 咸寒甘润，增水行舟，寓泻于补；肺肠同治，寓"肺与大肠相表里"之意。

【注意事项】本方为治疗热病伤津所致肠燥便秘之基础方。三药用量须大，方能取效。

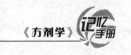

『类方比较记忆』

桑杏汤－清燥救肺汤－杏苏散

相同点：均具有润肺止咳之功，适用于燥邪伤肺之外燥证。均可见咳嗽，鼻燥咽干等临证表现。

不同点：

桑杏汤：以辛凉解表之桑叶、杏仁为君，配伍清热润肺止咳之品，功能清宣温燥、润肺止咳。主要用于外感温燥轻证。以发热不甚，干咳无痰，或痰少而黏，右脉数大为辨证要点。

清燥救肺汤：由辛寒清热之桑叶、石膏及益气养阴之人参、甘草、阿胶、麦冬、胡麻仁等组成，清燥润肺作用强于桑杏汤。用于燥热偏重，气阴两伤之温燥重证。以身热，干咳无痰，气逆而喘，舌干少苔，脉虚大而数为辨证要点。

杏苏散：以辛温解表之苏叶、杏仁为君，配以宣肺化痰之品，功能轻宣凉燥、理肺化痰。主要用于外感凉燥证。以恶寒无汗，咳嗽痰稀，鼻塞咽干，苔白，脉弦为辨证要点。

桑杏汤－桑菊饮

相同点：均用桑叶和杏仁，具有清宣止咳之功；适用于外感咳嗽，可见身热不甚、口渴、脉浮数等临证表现。

不同点：

桑杏汤：配伍沙参、梨皮以养阴润肺，贝母润肺化痰止咳，体现辛凉甘润法，重在清宣肺经温燥，兼能养阴润肺止咳，属于轻宣外燥剂。主要用于外感温燥轻证。以口渴，发热不甚，干咳无痰，或痰少而黏，右脉数大为辨证要点。

桑菊饮：配伍薄荷、菊花、连翘以疏散风热，体现辛凉解表法，长于疏风清热，其养阴润肺之力弱，属于辛凉解表剂。主要用于风温初起，邪客肺络，津伤不甚者。以咳嗽，发热不甚，口微渴，脉浮数为辨证要点。

麦门冬汤-养阴清肺汤-百合固金汤

相同点：均具有养阴润肺之功，适用于肺阴亏虚证。均可见咳嗽，咽干口燥，脉虚数或细数等临证表现。

不同点：

麦门冬汤：重用麦冬甘寒清润，少佐半夏辛温降逆，功能滋养肺胃、降逆下气。主要用于胃阴不足及虚热肺痿。以咳唾涎沫，短气喘促，或呕吐，口渴咽干，舌红少苔，脉虚数为辨证要点。

养阴清肺汤：以生地为君，麦冬、玄参为臣，养阴扶正与清肺解毒合法，功能养阴清肺、解毒利咽。主要用于阴虚肺燥之白喉。以喉间起白如腐，不易拭去，咽喉肿痛，鼻干唇燥为辨证要点。

百合固金汤：以生、熟二地为君，百合、麦冬、玄参为臣，配伍化痰止咳之品，功能滋润肺肾、止咳化痰。主要用于肺肾阴虚，虚火上炎证。以咳嗽气喘，痰中带血，咽喉燥痛，舌红少苔，脉细数为辨证要点。

增液汤-麻子仁丸

相同点：均具有润肠通便之功，适用于肠燥便秘。

不同点：

增液汤：用玄参、麦冬、生地养阴清热，增水行舟，功能增液润燥，属于治燥剂。主要用于热邪伤津，肠燥便秘证。以大便

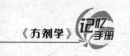

秘结，舌干红，脉细数或沉而无力为辨证要点。

麻子仁丸：由小承气汤加麻子仁、杏仁、白芍、蜂蜜而成，泻下与润下相伍，功能润肠泄热、行气通便，属于泻下剂。主要用于肠胃燥热，脾津不足，肠道失润所致之脾约证。以大便秘结，小便频数，或脘腹胀痛，舌质红苔薄黄，脉数为辨证要点。

九仙散－百合固金汤

相同点： 均具有养阴清肺、止咳化痰之功，适用于喘咳。

不同点：

九仙散：以酸涩之罂粟壳、五味子、乌梅配伍人参、阿胶、款冬花、桑白皮等，重在敛肺止咳，辅以补气养阴、清肺化痰，属于固涩剂。主治久咳伤肺，气阴两虚证。以久咳不已，甚则喘而自汗，脉虚数为辨证要点。

百合固金汤：以生、熟二地为君，臣以百合、麦冬、玄参，君臣相伍，配伍止咳化痰之品，功能滋润肺肾、止咳化痰，属于治燥剂。主治肺肾阴虚，虚火上炎证。以咳嗽气喘，痰中带血，咽喉燥痛，舌红少苔，脉细数为辨证要点。

第十六章 祛湿剂

概要口诀

水湿为患寻常见，内外寒热需细辨；

外湿微汗宜疏散，内湿芳燥且甘淡；

从寒温化从热清，湿浊下注分化行；

芳燥甘淡常用品，谨慎耗气且伤阴；

淡渗之品碍胎元，孕妇慎用记心间。

第一节 化湿和胃剂

平胃散《简要济众方》

【组成】苍术_炒君，厚朴_炙臣，陈皮_焙佐，生姜佐，大枣佐，甘草_炙佐使。

【功效】燥湿运脾，行气和胃。

【方歌】平胃散用苍陈朴，再加甘草姜枣煮；燥湿运脾和胃

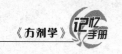

气，湿滞脾胃胀满除。

趣味记忆 评委仓促炒厚皮姜枣。

解释： 平胃（散）苍术（甘）草 厚（朴）（陈）皮 （生）姜 （大）枣。

方剂特点 苦辛芳香温燥，主以燥化，辅以行气，燥湿以运脾，行气以化湿；主以运脾，兼以和胃。

【注意事项】本方为治疗湿滞脾胃证之基础方。本方中药物辛苦温燥，易耗气伤津，故阴津不足、脾胃虚弱者及孕妇，均不宜使用。

【附方】

不换金正气散 《易简方》

【组成】藿香，厚朴，苍术，陈皮，半夏，甘草，生姜。

【功效】解表化湿，和胃止呕。

【方歌】不换金含平胃散，半夏藿香生姜研；外感风寒内湿郁，解表化湿金不换。

趣味记忆 不换评委搬货箱。

解释： 不换（金正气散） 平胃（散） 半（夏） 藿香。

柴平汤 《景岳全书》

【组成】柴胡，人参，半夏，黄芩，甘草，厚朴，苍术，陈皮，生姜，大枣。

【功效】和解少阳，祛湿和胃。

【方歌】柴平汤中有二方，平胃小柴胡煎汤；寒多热少湿疟证，祛湿和胃调少阳。

趣味记忆 拆平评委家，小菜（一碟）。

解释： 柴平（汤）　平胃（散）　加　小柴（胡汤）。

藿香正气散《太平惠民和剂局方》

【组成】藿香君，半夏曲臣，陈皮臣，白术臣，茯苓臣，紫苏佐，白芷佐，大腹皮佐，厚朴炙佐，苦桔梗佐，生姜佐，大枣佐，甘草炙使。

【功效】解表化湿，理气和中。

【方歌】藿香正气大腹苏，甘桔陈苓朴白术；夏曲白芷加姜枣，感伤岚瘴并能除。

趣味记忆 货箱下沉止住后，大副即令找酱紫草。

解释： 藿香（正气散）（半）夏（曲）陈（皮）（白）芷　（白）术　厚（朴），大腹（皮）桔（梗）（茯）苓（大）枣　（生）姜　紫（苏）（甘）草。

方剂特点 表里同治，以治里为主；升降互用，以降浊为主；标本兼顾，脾胃同调，以治标为主。

【注意事项】本方为治疗外感风寒，内伤湿滞证之常用方。本方解表之力较弱，可以通过"热服"和"盖衣被"等方法增强其发汗解表之力。霍乱吐泻属湿热者忌用。

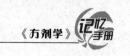

【附方】

一加减正气散 《温病条辨》

【组成】藿香梗，厚朴，茯苓皮，杏仁，广皮，神曲，麦芽，绵茵陈，大腹皮。

【功效】芳香化浊，行气导滞。

【方歌】一加正气藿苓陈，杏曲麦芽腹朴茵；湿碍脾胃便不爽，脘腹胀满服之泯。

趣味记忆 一家货箱沉后，大副夫人去卖茵陈。

解释：一加（减正气散）藿香（梗）陈（皮）厚（朴），大腹（皮）茯（苓皮）（杏）仁（神）曲 麦（芽）（绵）茵陈。

二加减正气散 《温病条辨》

【组成】藿香梗，厚朴，茯苓皮，广皮，木防己，大豆黄卷，川通草，薏苡仁。

【功效】化浊利湿，行气通络。

【方歌】二加正气藿防通，陈朴豆卷薏苓功；脘闷便溏身体痛，化湿疏络妙无穷。

趣味记忆 二家货箱沉后，姨夫没房痛打抖。

解释：二加（减正气散）藿香（梗）陈（皮）厚（朴），薏（苡仁）茯（苓皮）木防（己）通（草）大豆（黄卷）。

三加减正气散 《温病条辨》

【组成】藿香，厚朴，杏仁，茯苓皮，广皮，滑石。

【功效】化湿理气，兼以清热。

【方歌】三加正气藿陈皮，杏朴茯苓滑石宜；湿阻气机渐化热，苔黄胸闷此方提。

趣味记忆 三家货箱沉后，夫人滑（倒）。

解释：三加（减正气散） 藿香（梗） 陈（皮） 厚（朴），茯（苓皮）（杏）仁 滑（石）。

四加减正气散 《温病条辨》

【组成】藿香梗，厚朴，茯苓皮，广皮，草果，楂肉炒，神曲。

【功效】化湿理气，和胃消食。

【方歌】四加正气藿山楂，陈苓朴曲草果加；秽湿偏寒右脉缓，舌苔白滑服之瘥。

趣味记忆 四家货箱沉后，神父炒果扎肉。

解释：四加（减正气散） 藿香（梗） 陈（皮） 厚（朴），神（曲） 茯（苓皮） 草果 楂肉。

五加减正气散 《温病条辨》

【组成】藿香梗，厚朴，茯苓，陈皮，大腹皮，谷芽，苍术。

【功效】燥湿运脾，行气和胃。

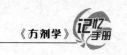

【方歌】五加正气藿陈苍，大腹朴苓谷芽尝；秽浊留滞阻脾胃，健脾和胃中焦畅。

趣味记忆 五家货箱沉后，姑夫扶住。

解释： 五加（减正气散）藿香（梗）陈（皮）厚（朴），谷（芽）茯（苓）（大）腹（皮）（苍）术。

六和汤《太平惠民和剂局方》

【组成】缩砂仁，半夏，杏仁，人参，甘草_炙，赤茯苓，藿香叶，白扁豆_炒，木瓜，香薷，厚朴_制，生姜，大枣。

【功效】解表散寒，化湿和中。

【方歌】六和藿朴杏砂呈，半夏木瓜赤茯苓；人参扁豆同甘草，姜枣煎之六气平。或益香薷或苏叶，伤寒伤暑用须明。

趣味记忆 （小）六和仆人搬下货箱，二人早想吃酱瓜炒扁豆。

解释： 六和（汤）（厚）朴 人（参）半夏 藿香（叶），二仁 （大）枣 香（薷）赤（茯苓）（生）姜（木）瓜 （甘）草 （白）扁豆。"二仁"即砂仁和杏仁。

第二节　清热祛湿剂

茵陈蒿汤《伤寒论》

【组成】茵陈 ^君，栀子 ^臣，大黄 ^佐。

【功效】清热利湿退黄。

【方歌】茵陈蒿汤治疸黄，阴阳寒热细推详；阳黄大黄栀子入，阴黄附子与干姜。亦有不用茵陈者，仲景栀子柏皮汤。

趣味记忆 茵陈蒿，黄山好。

解释： 茵陈蒿（汤），（大）黄　山（栀子）（茵陈）蒿。

方剂特点 苦寒与清利相伍，利湿与泄热并施，前后分消。

【注意事项】本方为治疗黄疸之阳黄证的代表方。本方服后，以小便增多，且尿色黄赤为效。凡脾胃气虚者慎用；阴黄证者不宜使用；孕妇忌用。

【附方】

栀子柏皮汤《伤寒论》

【组成】栀子，甘草 _炙，黄柏。

【功效】清热利湿。

【方歌】栀子柏皮湿热黄，发热尿赤量不长；栀子黄柏兼甘草，清热祛湿好思忖。

趣味记忆 栀子剥皮炒。

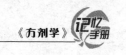

解释：栀子柏皮（汤）（甘）草。

茵陈四逆汤《伤寒微旨论》

【组成】甘草_炙，茵陈，干姜，附子。

【功效】温里助阳，利湿退黄。

【方歌】茵陈四逆汤，附子共干姜；再加炙甘草，黄疸病渐康。

趣味记忆 略。

八正散《太平惠民和剂局方》

【组成】滑石^君，木通^君，萹蓄^臣，瞿麦^臣，车前子^臣，山栀子仁^佐，大黄_煨，灯心草^佐，甘草_炙^{佐使}。

【功效】清热泻火，利水通淋。

【方歌】八正木通与车前，萹蓄大黄滑石研；草梢瞿麦兼栀子，煎加灯草热淋蠲。

趣味记忆 八正山之草木黄，蹬车去卖花絮（忙）。

解释：八正（散） 山栀（子）（甘）草 木（通）（大）黄，灯（心草）车（前子） 瞿麦 滑（石）（萹）蓄。

方剂特点 集寒凉降泄之品，纳通腑于清利之中；清利下焦而不专于治下，三焦同治，前后分消。

【注意事项】本方为治疗热淋之代表方。肾虚劳淋者不宜使用；孕妇慎用。

【附方】

五淋散 《太平惠民合剂局方》

【组成】赤茯苓，当归，甘草，赤芍药，山栀子仁。

【功效】清热凉血，利水通淋。

【方歌】五淋散用草栀仁，归芍茯苓亦共珍；气化原由阴以育，调行水道妙通神。

趣味记忆 武林山人烧铃铛草。

解释：五淋（散）　山（栀子）仁　（赤）芍（药）　（赤茯）苓　当（归）　（甘）草。

石韦散 《外台秘要》引《集验方》

【组成】石韦，瞿麦，滑石，车前子，冬葵子。

【功效】清热利湿，通淋排石。

【方歌】石韦散中用滑石，瞿麦车前冬葵子；小便淋漓少腹急，热淋石淋一并治。

趣味记忆 石韦亏钱卖滑石。

解释：石韦（散）　（冬）葵（子）　（车）前（子）　（瞿）麦　滑石。

三仁汤 《温病条辨》

【组成】滑石^君，生薏苡仁^臣，杏仁^臣，白蔻仁^臣，白通草^佐，竹叶^佐，半夏^佐，厚朴^佐。

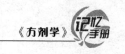

【功效】宣畅气机，清利湿热。

【方歌】三仁杏蔻薏苡仁，朴夏白通滑竹伦；水用甘澜扬百遍，湿温初起法堪遵。

趣味记忆 三人扑通滑竹下。

解释： 三仁（汤）（厚）朴 通（草）滑（石）竹（叶）（半）夏。"三仁"即生薏苡仁、杏仁和白蔻仁。

方剂特点 芳化苦燥寒清同用，宣上畅中渗下并行。

【注意事项】本方为治疗湿温初起，湿重于热证之代表方。湿温属于热重于湿者不宜使用。原方用甘澜水，取其清扬而不助水邪之性。

【附方】

藿朴夏苓汤《医原》

【组成】杏仁，蔻仁，半夏，厚朴，藿梗，薏仁，通草，茯苓，猪苓，泽泻。

【功效】化湿解表。

【方歌】藿朴夏苓泽猪苓，豆豉白蔻杏苡仁；湿重于热肢倦息，头目胀痛晕重宁。

趣味记忆 藿朴夏苓携同三人。

解释： 藿（梗）（厚）朴（半）夏（茯）苓（汤）（泽）泻 通（草）三仁。"三仁"即生薏苡仁、杏仁和白蔻仁。

黄芩滑石汤《温病条辨》

【组成】黄芩，滑石，茯苓皮，大腹皮，白蔻仁，通草，猪苓。

【功效】清热利湿。

【方歌】黄芩滑石用猪苓，大腹苓皮白蔻通；脉缓身痛勿发表，舌淡黄滑内忌攻。

趣味记忆 黄琴画师嘱咐拜叩童大夫。

解释：黄芩 滑石（汤） 猪（苓） 茯（苓皮） 白蔻（仁） 通（草） 大腹（皮）。"黄琴"可联想为人名。

甘露消毒丹《医效秘传》

【组成】飞滑石㊤，茵陈㊤，淡黄芩㊤，白豆蔻㊥，藿香㊥，石菖蒲㊥，连翘㊦，薄荷㊦，射干㊦，川贝母㊦，木通㊦。

【功效】利湿化浊，清热解毒。

【方歌】甘露消毒蔻藿香，茵陈滑石木通菖；芩翘贝母射干薄，湿温时疫之主方。

趣味记忆 赶路小杜和陈香连，扑通被干黄豆滑（倒）。

解释：甘露消毒（丹） （薄）荷 （茵）陈 （藿）香 连（翘），（石菖）蒲 （木）通 （川）贝（母） （射）干 黄（芩） （白）豆（蔻） 滑（石）。

方剂特点 清解渗利芳化同用，上解中化下利并行。

【注意事项】本方为治疗湿温时疫之主方。湿热入营者不宜使用。

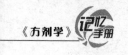

连朴饮《霍乱论》

【组成】芦根^君，川连_炒，制厚朴^臣，制半夏^佐，石菖蒲^佐，香豉_炒^佐，焦栀子^佐。

【功效】清热化湿，理气和中。

【方歌】连朴饮用香豆豉，菖蒲半夏焦山栀；芦根厚朴黄连入，湿热霍乱此方施。

趣味记忆 廉颇吃半只卤脯。

解释：（黄）连 （厚）朴（饮） （香豆）豉 （制）半（夏）（焦山）栀 芦（根）（石菖）蒲。

方剂特点 寒温并用，辛开苦降，升清降浊。

【注意事项】本方为治疗湿热霍乱之常用方。本方以芦根为君，用量独重（60 g）。寒湿证者慎用。

【附方】

蚕矢汤《霍乱论》

【组成】晚蚕砂，生薏苡仁，大豆黄卷，木瓜，川连_炒，半夏_制，黄芩_炒，通草，焦山栀，吴茱萸。

【功效】清热利湿，升清降浊。

【方歌】蚕矢汤用苡木瓜，芩连栀通吴萸夏；加入豆卷清湿热，霍乱转筋甚相恰。

趣味记忆 禅寺半山无一木，琴童卷残帘。

解释：蚕矢（汤） 半（夏） 山（栀） 吴（茱萸） 薏（苡仁） 木（瓜），（黄）芩 通（草） （大豆黄）卷 蚕

（砂）（黄）连。

当归拈痛汤《医学启源》

【组成】羌活^君，茵陈^{炒君}，猪苓^臣，泽泻^臣，黄芩^{炒臣}，苦参^臣，防风^佐，升麻^佐，葛根^佐，苍术^佐，白术^佐，知母^佐，当归身^佐，人参^佐，甘草^{佐使}。

【功效】利湿清热，疏风止痛。

【方歌】当归拈痛羌升防，猪葛茵陈白术苍；苦参知人芩泽草，疮疡湿热服之康。

趣味记忆 当归撑白领，跟风抢鞋，陈母黄琴尝（尽）人生甘苦。

解释：当归拈（痛汤） 白（术）（猪）苓,（葛）根（防）风 羌（活）（泽）泻,（茵）陈（知）母 黄芩 苍（术）人（参）升（麻）甘（草）苦（参）。"黄琴"可联想为人名。

方剂特点 辛散清利之中寓补气养血之法，表里同治，邪正兼顾；上下分消，升降并行。

【注意事项】本方为治疗风湿热痹或湿热脚气之常用方。风寒湿痹者不宜使用。

【附方】

宣痹汤《温病条辨》

【组成】防己，杏仁，滑石，连翘，山栀，薏苡仁，半

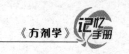

夏_{醋炒}，晚蚕砂，赤小豆皮。

【功效】清热祛湿，通络止痛。

【方歌】宣痹滑苡栀防己，蚕砂杏翘夏豆皮；利湿清热祛风痛，风湿热痹肢痛医。

趣味记忆 悬壁二人敲蚕豆，下山（需）防滑。

解释：宣痹（汤）二仁（连）翘（晚）蚕（砂）（赤小）豆（皮），（半）夏 山（栀）防（己）滑（石）。
"二仁"即杏仁和薏苡仁。

二妙散《丹溪心法》

【组成】黄柏_炒君，苍术_炒臣，姜汁佐。

【功效】清热燥湿。

【方歌】二妙散中苍柏兼，若云三妙牛膝添；四妙再加薏苡仁，湿热下注痿痹痉。

趣味记忆 二庙常住黄伯将。

解释：二妙（散）苍术 黄柏 姜（汁）。

方剂特点 苦寒温燥相制，长于下焦湿热。

【注意事项】本方为治疗湿热下注诸证之基础方。寒湿痹阻者及阴虚水亏者，均忌用。

【附方】

三妙丸《医学正传》

【组成】黄柏_炒，苍术，川牛膝，生姜，盐。

262

【功效】清热燥湿。

【方歌】参见"二妙散"。

趣味记忆 三秒将牛伯藏严。

解释：三妙（丸）（生）姜 （川）牛（膝）（黄）柏 苍（术） 盐。

四妙丸《成方便读》

【组成】黄柏，苍术，牛膝，薏苡仁。

【功效】清热利湿，舒筋壮骨。

【方歌】参见"二妙散"。

趣味记忆 四秒已藏住牛伯。

解释：四妙（丸）（薏）苡（仁） 苍术 牛（膝）（黄）柏。

第三节　利水渗湿剂

五苓散《伤寒论》

【组成】泽泻**君**，猪苓**臣**，茯苓**臣**，白术**佐**，桂枝**佐**。

【功效】利水渗湿，温阳化气。

【方歌】五苓散治太阳腑，猪茯泽泻与白术；桂枝温通助化气，利便表解烦渴除。除却桂枝名四苓，溲赤便溏皆可服。

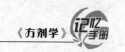
趣味记忆 吾令贵子择白猪。

解释： 五（茯）苓（散） 桂枝 泽（泻） 白（术） 猪
（苓）。

方剂特点 主以甘淡渗利，佐以温阳化气，兼以健脾化湿。

【注意事项】 本方为利水化气法之代表方。服后宜多饮热水以
取微汗，则疗效更佳。湿热者不宜使用；津伤液脱者忌用。

【附方】

四苓散 《丹溪心法》

【组成】 白术，茯苓，猪苓，泽泻。

【功效】 利水渗湿。

【方歌】 参见"五苓散"。

趣味记忆 司令祝福足协。

解释： 四苓（散） 猪（苓） 茯（苓）（白）术（泽）泻。

胃苓汤 《世医得效方》

【组成】 猪苓，泽泻，白术，茯苓，桂枝，苍术，厚朴，
陈皮，甘草，生姜，大枣，紫苏，乌梅。

【功效】 祛湿和胃，行气利水。

【方歌】 世医得效胃苓汤，平胃五苓合成方；紫苏乌梅姜
枣入，祛湿和胃利水强。

趣味记忆 魏玲评委：武林没输！

解释： 胃苓（汤） 平胃（散）：五苓（散）（乌）
梅（紫）苏！

茵陈五苓散《金匮要略》

【组成】茵陈蒿末，猪苓，泽泻，白术，茯苓，桂枝。

【功效】利湿退黄。

【方歌】疸病传来两解方，茵陈末入五苓尝；五苓五分专行水，十分茵陈却退黄。

趣味记忆 略。

猪苓汤《伤寒论》

【组成】猪苓^君，泽泻^臣，茯苓^臣，阿胶^佐，滑石^佐。

【功效】利水渗湿，养阴清热。

【方歌】猪苓汤用猪茯苓，泽泻滑石阿胶并；小便不利兼烦渴，利水养阴热亦平。

趣味记忆 朱玲腹泻（后）滑跤。

解释： 猪苓（汤） 茯（苓） （泽）泻 滑（石） （阿）胶。

方剂特点 甘寒渗利为主，清热养阴为辅；利水而不伤阴，滋阴而不碍湿。

【注意事项】本方为治疗水热互结伤阴证之常用方。内热甚，阴津大亏者忌用。

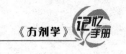

防己黄芪汤《金匮要略》

【组成】防己^君，黄芪^君，白术^臣，生姜^佐，大枣^佐，甘草^炒^{佐使}。

【功效】益气祛风，健脾利水。

【方歌】《金匮》防己黄芪汤，白术甘草加枣姜；汗出恶风兼身重，益气祛风行水良。

趣味记忆 方己晃旗杆招诸将。

解释： 防己黄芪（汤） 甘（草）（大）枣 （白）术 （生）姜。"方己"可联想为人名。

方剂特点 祛风除湿与益气固表并用，扶正与祛邪兼顾，祛邪而不伤正，固表而不留邪。

【注意事项】本方为治疗风湿、风水属表虚证之常用方。水湿壅盛，汗不出者，不宜使用。

【附方】

防己茯苓汤《金匮要略》

【组成】防己，黄芪，桂枝，茯苓，甘草。

【功效】利水消肿，益气通阳。

【方歌】防己茯苓黄芪随，桂枝甘草治皮水；卫阳不足四肢肿，小便通利阳乃回。

趣味记忆 方己父领亲子操。

解释： 防己茯苓（汤）（黄）芪 （桂）枝 （甘）草。

五皮散《中藏经》

【组成】茯苓皮^君，大腹皮^臣，陈皮^臣，生姜皮^佐，桑白皮^佐。

【功效】利水消肿，理气健脾。

【方歌】五皮散用五般皮，陈茯姜桑大腹齐；水停气滞一身肿，脾虚腹胀颇相宜。

趣味记忆 伍皮凌晨答复奖赏。

解释： 五皮（散）（茯）苓　陈（皮）　大腹（皮）（生）姜（皮）　桑（白皮）。"伍皮"可联想为人名。

方剂特点 纳行气于利水之中，佐肃肺于健脾之内，"以皮行皮"。

【注意事项】本方为治疗皮水之常用方。阴血亏虚者慎用。

第四节　温化寒湿剂

苓桂术甘汤《金匮要略》

【组成】茯苓^君，桂枝^臣，白术^佐，甘草_炙^{佐使}。

【功效】温阳化饮，健脾利水。

【方歌】苓桂术甘温药方，气上冲胸水为殃；头眩心慌阴邪重，咳嗽短气疗效彰。

趣味记忆 略。

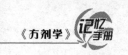

方剂特点 主用甘淡，辅以辛温，辛甘化阳，温利结合，温而不热，利而不峻。

【注意事项】本方为治疗中阳不足之痰饮病的代表方。本方药性偏温，如痰饮兼挟内热者不宜使用。

甘草干姜茯苓白术汤（又名肾著汤）《金匮要略》

【组成】干姜君，茯苓臣，白术佐，甘草佐使。

【功效】祛寒除湿。

【方歌】肾著汤内用甘草，干姜茯苓白术襄；伤湿身重与腰冷，亦名甘姜苓术汤。

趣味记忆 略。

趣味记忆 辛热温散以温化寒湿，甘淡健脾以补土制水。

【注意事项】本方为治疗寒湿腰痛之常用方。湿热者忌用。

真武汤《伤寒论》

【组成】附子炮君，茯苓臣，白术臣，生姜佐，芍药佐。

【功效】温阳利水。

【方歌】真武汤壮肾中阳，茯苓术芍附生姜；少阴腹痛有水气，悸眩瞤惕保安康。

趣味记忆 真武珠江要灵符。

解释：真武（汤）（白）术 （生）姜 （芍）药 （茯）

苓　附（子）。

方剂特点 辛热渗利苦燥佐以酸收，祛湿而不伤阴；脾肾兼顾，主以温肾。

【注意事项】本方为温阳利水之基础方。湿热内停者忌用。

【附方】

附子汤《伤寒论》

【组成】附子炮，茯苓，人参，白术，芍药。

【功效】温经助阳，祛寒化湿。

【方歌】生附二枚附子汤，术宜四两主斯方；芍苓三两人参二，背冷脉沉身痛详。

趣味记忆 父子拜少林僧。

解释：附子（汤）　白（术）　芍（药）　（茯）苓　（人）参。

实脾散《严氏济生方》

【组成】附子炮君，干姜炮君，白茯苓臣，白术臣，厚朴制佐，木香佐，大腹子佐，木瓜佐，草果佐，生姜佐使，大枣佐使，甘草炙佐使。

【功效】温阳健脾，行气利水。

【方歌】实脾苓术与木瓜，甘草木香大腹加；草果姜附兼厚朴，虚寒阴水效堪夸。

趣味记忆 实脾大夫煮草姜，早生瓜果扑馥香。

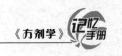

解释： 实脾（散） 大（腹子） 附（子）（白）术 （甘）草 （干）姜,（大）枣 生（姜）（木）瓜 （草）果 （厚）朴 茯（苓）（木）香。

> **方剂特点** 辛热配以淡渗，温利佐以行气；脾肾兼顾，主以实脾。

【注意事项】本方为治疗脾肾阳虚所致水肿之常用方。阳水证忌用。

第五节　祛湿化浊剂

萆薢分清饮《杨氏家藏方》

【组成】萆薢君，益智仁臣，石菖蒲佐，乌药佐，盐使。

【功效】温肾利湿，分清化浊。

【方歌】萆薢分清石菖蒲，乌药益智饮中入；或益茯苓盐煎服，通心固肾浊精除。

> **趣味记忆** 辟邪只要铺盐。

解释： 萆薢（分清饮）（益）智（仁）（乌）药（石菖）蒲　盐。

> **方剂特点** 温利相合，补泻同用，通涩并施，标本兼顾。

【注意事项】本方为治疗下焦虚寒淋浊之常用方。阴虚者慎用。

【附方】

萆薢分清饮《医学心悟》

【组成】川萆薢，黄柏_炒，石菖蒲，茯苓，白术，莲子心，丹参，车前子。

【功效】清热利湿，分清化浊。

【方歌】程氏萆薢分清饮，黄柏白术菖茯苓；莲心丹参车前子，分清化浊此方精。

趣味记忆 程氏（为）辟邪，常嘱咐泊车炼丹。

解释：程氏萆薢（分清饮），（石）菖（蒲）（白）术 茯（苓）（黄）柏 车（前子）莲（子心）丹（参）。

完带汤《傅青主女科》

【组成】白术_{炒君}，怀山药_{炒君}，人参_臣，苍术_{制臣}，车前子_{炒臣}，白芍_{炒臣}，陈皮_佐，柴胡_佐，黑芥穗_佐，甘草_使。

【功效】补脾疏肝，化湿止带。

【方歌】完带汤中用白术，山药人参白芍辅；苍术车前黑芥穗，陈皮甘草与柴胡。

趣味记忆 万代深山（打）柴草，陈嫂借钱（买）二猪。

解释：完带（汤）（人）参 山（药）柴（胡）（甘）草，陈（皮）（白）芍 （黑）芥（穗）（车）前（子）二术。"万代"可联想为人名；"二术"即苍术和白术。

方剂特点 寓补于散，寄消于升；扶土抑木，肝脾同治，重

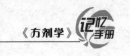

在治脾。

【注意事项】本方为治疗脾虚肝郁，湿浊下注所致带下之常用方。湿热下注之带下病不宜使用。

第六节 祛风胜湿剂

羌活胜湿汤《脾胃论》

【组成】羌活君，独活君，防风臣，川芎臣，藁本佐，蔓荆子佐，甘草炙佐使。

【功效】祛风胜湿止痛。

【方歌】羌活胜湿羌独芎，甘蔓藁本与防风；湿气在表头腰重，发汗升阳有奇功。

趣味记忆 抢货生事，高兄蛮干放毒。

解释：羌活胜湿（汤），藁（本）（川）芎 蔓（荆子）甘（草）防（风）独（活）。

方剂特点 独取辛温行散之法，量小轻扬微汗蠲痹。

【注意事项】本方为治疗风湿犯表所致痹证之常用方。服药后应"避风寒，微取汗"。素体阴血亏虚者忌用。

独活寄生汤《备急千金要方》

【组成】独活^君，防风^臣，细辛^臣，秦艽^臣，肉桂心^臣，桑寄生^佐，牛膝^佐，杜仲^佐，当归^佐，芍药^佐，干地黄^佐，川芎^佐，人参^佐，茯苓^佐，甘草_炙^{佐使}。

【功效】祛风湿，止痹痛，益肝肾，补气血。

【方歌】独活寄生艽防辛，芎归地芍桂苓均；牛膝杜仲人参草，冷风顽痹屈能伸。

趣味记忆 毒火急升，牛人甘心救赌鬼，（令其）服四物汤防疯。

解释：独活寄生（汤），牛（膝）人（参）甘（草）（细）辛（秦）艽杜（仲）（肉）桂，茯（苓）四物汤 防风。可以联想为：赌鬼毒火急升要发疯，牛人让其服用四物汤救命。

方剂特点 以祛风散寒祛湿为主，以补肝肾、益气血为辅，邪正兼顾；寓"治风先治血"之意。

【注意事项】本方为治疗风寒湿痹继发肝肾两虚，气血不足之常用方。湿热痹证者忌用。

『类方比较记忆』

平胃散 - 藿香正气散 - 不换金正气散

相同点：皆含有厚朴、陈皮及炙甘草，均具有化湿和胃之功，适用于湿浊内滞证。均可见呕吐腹胀，肢体沉重，舌苔白腻，脉濡等临证表现。

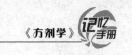

不同点：

平胃散： 君以苍术，配伍厚朴、陈皮，燥湿与行气并用，重在燥湿运脾。主要用于治疗湿滞脾胃证。以脘腹胀满，舌苔白腻而厚为辨证要点。

藿香正气散： 重用藿香为君，外散风寒、内化湿滞；配紫苏、白芷，解表化湿；半夏曲、陈皮燥湿和胃、降逆止呕，白术、茯苓健脾祛湿，厚朴、大腹皮、桔梗行气畅中化湿。外散风寒与内化湿滞合法，重在化湿治里。主要用于外感风寒，内伤湿滞证。以恶寒发热，上吐下泻，舌苔白腻为辨证要点。

不换金正气散： 比平胃散多藿香、半夏二味，功能解表化湿、和胃止呕。其燥湿和胃、降逆止呕之力较平胃散强，解表散寒之力则弱于藿香正气散。主要用于湿浊内停兼表寒证。以呕吐腹胀，恶寒发热，舌苔白腻为辨证要点。

三仁汤－甘露消毒丹

相同点： 均具有清热利湿之功，可用于湿温初起，邪在气分证。均可见发热，身重疼痛，胸闷腹胀，肢酸倦怠等临证表现。

不同点：

三仁汤： 以滑石为君，配伍"三仁"、通草、竹叶清利湿热。全方重于宣畅气机、芳香化湿。主要用于湿温初起之湿多热少或暑温夹湿证。以头痛恶寒，身重疼痛，午后身热，不渴，苔白为辨证要点。

甘露消毒丹： 重用滑石、茵陈、黄芩为君，清热解毒利湿；臣以藿香、白蔻仁、石菖蒲，芳香化浊。全方清热解毒之力较强，且利湿化浊与清热解毒并重。主要用于湿温时疫之湿热并重证。以身热肢酸，口渴尿赤，或咽痛身黄，舌苔白腻或微黄为辨证要点。

八正散－小蓟饮子

相同点：均具有清热利水通淋之功，适用于淋证。均可见尿频尿急，尿色浑赤，溺时涩痛，舌红，脉数等临证表现。

不同点：

八正散：集滑石、木通、瞿麦、萹蓄、山栀、大黄等大量寒凉降泄之品，泻火与利湿合法，利尿与通腑并行，功专清热利尿通淋，属于祛湿剂。主要用于热淋。以尿频尿急，溺时涩痛，舌苔黄腻，脉滑数为辨证要点。

小蓟饮子：以小蓟、生地、藕节、蒲黄等凉血止血药与利水通淋之品为伍，长于凉血止血、利水通淋，属于理血剂。主要用于下焦瘀热所致之血淋、尿血。以尿中带血，小便赤涩热痛，舌红，脉数为辨证要点。

二妙散－龙胆泻胆汤

相同点：均具有清热燥湿之功，适用于湿热下注证。均可见筋痿，湿热带下，小便短赤，下部湿疮，舌红苔黄腻，脉数等临证表现。

不同点：

二妙散：黄柏、苍术相配伍，清热燥湿之力较强，属于祛湿剂。主要用于湿热下注之痿痹、脚气、带下、湿疮诸病。以足膝肿痛，小便短赤，舌苔黄腻为辨证要点。

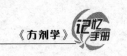

龙胆泻肝汤：以龙胆草为君，黄芩、栀子为臣，泻肝胆实火，燥湿清热，较二妙丸更善清肝胆实火，属于清热剂。主要用于为治疗肝胆实火上炎，肝经湿热下注证。以口苦，溺赤，舌红苔黄，脉弦数有力为辨证要点。

五苓散-猪苓汤-五皮散

相同点：均具有利水之功，同为利水渗湿之常用方剂，适用于水湿内停之小便不利。

不同点：

五苓散：与猪苓汤均含有泽泻、猪苓、茯苓三药，利水渗湿，配伍桂枝温阳化气兼解太阳未尽之邪，白术补气健脾以运化水湿，功能利水渗湿、温阳化气。主要用于蓄水证，痰饮、水湿内停证。以小便不利，舌苔白，脉浮或缓为辨证要点。

猪苓汤：与五苓散均含有泽泻、猪苓、茯苓三药，利水渗湿，配伍滑石清热利湿，阿胶滋阴润燥，功能利水渗湿、养阴清热。用于水热互结伤阴证，亦治热淋、血淋等。以小便不利，口渴，身热，舌红，脉细数为辨证要点。

五皮散：茯苓皮为君，专行皮肤水湿，配伍大腹皮、陈皮、生姜皮、桑白皮，功能利水消肿、理气健脾。主要用于水停气滞之皮水证，以及妊娠期水肿。以一身悉肿，心腹胀满，小便不利为辨证要点。

防己黄芪汤-越婢汤

相同点：均具有祛湿利水之功，用于风水证。均可见恶风，水肿等临证表现。

不同点：

防己黄芪汤：以防己配黄芪为君，伍以白术益气健脾利水，益气补虚固表之效佳，属于祛湿剂。主要用于表虚之风水或风湿。以汗出恶风，小便不利，苔白，脉浮为辨证要点。

越婢汤：用麻黄、生姜发汗以祛肌表之水湿，配伍石膏清泄肺热，功能发汗行水，属于解表剂。主要用于风水夹热证。以恶风，一身悉肿，脉浮不渴，续自汗出，无大热为辨证要点。

苓桂术甘汤 - 理中丸 - 肾著汤

相同点：均具有温阳健脾之功，适用于阳气不足，脾气亏虚证。均可见畏寒肢冷，口淡不渴或小便自利，舌淡苔白等临证表现。

不同点：

苓桂术甘汤：重用茯苓为君，臣以桂枝温阳化气，重在利水渗湿，兼以温阳健脾。主要用于中阳不足之痰饮。以胸胁支满，目眩心悸，舌苔白滑为辨证要点。

理中丸：由人参、干姜、炙甘草、白术组成，纯用温补，主以温中健脾。主要用于脾胃虚寒证，阳虚失血证，中阳不足、阴寒上乘之胸痹等诸证。以脘腹疼痛，喜温喜按，呕吐便溏，脘痞食少，畏寒肢冷，舌淡苔白，脉沉细为辨证要点。

肾著汤：取干姜为君，温中燠土以散寒湿，臣以甘温性平之茯苓，热以胜寒，利以渗湿，功专温中祛寒，兼以渗湿健脾。主要用于寒湿肾著病。以腰重冷痛，苔白不渴，脉沉迟或沉缓为辨证要点。

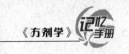

真武汤－实脾散

相同点：均具有温补脾肾、助阳行水之功，适用于阳虚水肿。均可见小便不利，水肿，苔白，脉沉等临证表现。

不同点：

真武汤：以附子为君，配伍芍药、生姜，重在温肾，温阳利水之中兼以敛阴柔筋、缓急止痛。主要用于脾肾阳虚所致阳虚水泛证。以小便不利，肢体沉重或浮肿，舌质淡胖苔白，脉沉为辨证要点。

实脾散：以附子、干姜为君，茯苓、白术为臣，佐以木香、厚朴、草果等，重在温脾，温脾助阳之力更胜，兼有行气导滞之功。主要用于脾肾阳虚，水湿内停之阴水。以身半以下肿甚，胸腹胀满，舌淡苔腻，脉沉迟为辨证要点。

易黄汤－完带汤

相同点：均具有补脾祛湿止带之功，适用于脾虚之带下量多者。

不同点：

易黄汤：重用炒山药、炒芡实补脾益肾、固涩止带，配以白果收涩止带，黄柏清热燥湿，车前子清热利湿。全方功能补益脾肾、清热祛湿、收涩止带，属于固涩剂。主要用于脾肾虚弱，湿热带下证。以带下色黄，其气腥秽，舌苔黄腻为辨证要点。

完带汤：重用白术、山药，意在补脾祛湿，辅以人参、苍术健脾燥湿，车前子清利湿浊，白芍、柴胡疏肝养血，黑荆芥穗收涩止带，陈皮行气化湿。全方功专补脾疏肝、化湿止带，属于祛湿剂。主要用于脾虚肝郁，湿浊带下证。以带下色白，清稀无臭，舌淡苔白，脉濡缓为辨证要点。

完带汤－萆薢分清饮

相同点：均具有化湿利浊之功，适用于湿浊下注证。临证以白浊，妇女带下色白清稀等为特征。

不同点：

完带汤：以白术、山药为君，臣以人参、苍术、车前子、白芍，功专补脾疏肝、化湿止带。主要用于脾虚肝郁，湿浊带下证。以带下色白，清稀无臭，舌淡、苔白，脉濡缓为辨证要点。

萆薢分清饮：以治疗白浊、膏淋之要药萆薢为君，臣以温补肾阳之益智仁，重在温肾利湿、分清化浊。主要用于下焦虚寒淋浊。以小便混浊频数，舌淡苔白，脉沉为辨证要点。

羌活胜湿汤－九味羌活汤

相同点：皆含羌活、防风、川芎和甘草，均具有祛风除湿止痛之功，适用于风湿表证。均可见头身疼痛，脉浮等临证表现。

不同点：

羌活胜湿汤：配伍独活、藁本、蔓荆子，以祛周身风湿见长，发汗之力逊于九味羌活汤。主要用于风湿犯表之痹证。以头身重痛，或腰脊疼痛，苔白，脉浮为辨证要点。

九味羌活汤：配伍细辛、白芷、苍术、生地、黄芩，发汗解表力强，兼能清热。主要用于外感湿邪，内有蕴热证。以恶寒发热，头痛无汗，肢体酸楚疼痛，口苦微渴为辨证要点。

第十七章　祛痰剂

概要口诀

痰是水液代谢物，百病皆由痰作祟；

外感饮食七情伤，三焦肺脾及肾脏；

祛痰先辨痰证性，寒热湿燥风分清；

温清燥润治风法，软坚散结随证加；

咳血痰黏温燥慎，表证痰多不宜润；

祛痰常配理气药，气顺痰消疗效好。

第一节　燥湿化痰剂

二陈汤《太平惠民和剂局方》

【组成】半夏[君]，橘红[臣]，白茯苓[佐]，生姜[佐]，乌梅[佐]，甘草[炙][使]。

【功效】燥湿化痰，理气和中。

【方歌】二陈汤用半夏姜，橘红茯苓甘草帮；少许乌梅敛肺气，理气燥湿化痰方。

趣味记忆　二臣服下草莓酱。

解释： 二陈（汤）　茯（苓）　（半）夏　（甘）草　（乌）梅（生）姜。

方剂特点　燥湿化痰以治标，健脾渗湿行气以治本；重在治脾以消痰。

【注意事项】本方为治疗湿痰证之基础方。本方药性偏燥，故阴虚肺燥及痰热者均不宜使用。

【附方】

导痰汤《传信适用方》

【组成】半夏，天南星制，枳实，橘红，赤茯苓，生姜。

【功效】燥湿祛痰，行气开郁。

【方歌】传信适用导痰汤，半夏橘红赤苓姜；加入南星和枳实，豁痰下气此方良。

趣味记忆　夏天只吃姜橘（来）导痰。

解释：（半）夏　天（南星）　枳（实）　赤（茯苓）（生）姜　橘（红）　导痰（汤）。

涤痰汤《奇效良方》

【组成】南星制，半夏，枳实炒，茯苓，橘红，石菖蒲，人参，竹茹，甘草，生姜。

【功效】涤痰开窍。

【方歌】涤痰汤用半夏星，甘草橘红参茯苓；枳实竹茹石

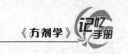

菖蒲，痰迷舌强服之醒。

> **趣味记忆** 敌探二陈去挖煤，只识南昌人。
>
> **解释：** 涤痰（汤） 二陈（汤） 去（掉）乌梅，枳实 南（星）（石）菖（蒲）人（参）。

茯苓丸（又名治痰茯苓丸）《全生指迷方》

【组成】半夏^君，茯苓^臣，枳壳^炒，风化朴硝^佐，姜汁^佐。

【功效】燥湿行气，软坚化痰。

【方歌】治痰茯苓丸半夏，风硝枳壳姜汁加；痰伏中脘肩臂痛，气行痰消痛自罢。

> **趣味记忆** 付玲瞧朴硝颁奖。
>
> **解释：** 茯苓（丸）（枳）壳 （风化）朴硝 半（夏） 姜（汁）。"付玲""朴硝"可联想为人名。

> **方剂特点** 咸润软坚与辛燥行化合法，消下并用。

【注意事项】本方为治疗痰伏中脘，流注经络所致臂痛证之代表方。中病即止；虚人慎用；风湿臂痛者不宜使用。

温胆汤《三因极一病证方论》

【组成】半夏^君，竹茹^臣，陈皮^佐，枳实^{佐炒}，茯苓^佐，生姜^佐，大枣^佐，甘草^{佐使炙}。

【功效】理气化痰，清胆和胃。

【方歌】温胆夏茹枳陈助，茯苓甘草姜枣煮；理气化痰利胆胃，胆郁痰扰诸证除。

趣味记忆 温丹指示诸将凌晨下早操。

解释：温胆（汤） 枳实 竹（茹） （生）姜 （茯）苓 陈（皮） （半）夏 （大）枣 （甘）草。"温丹"可联想为人名。

方剂特点 清胆与和胃并行，理气与化痰并重，标本兼治；温凉并施，温而不燥，凉而不寒。

【注意事项】本方为治疗胆胃不和，痰热内扰证之常用方。心肝血虚所致之烦悸者不宜使用。

【附方】

十味温胆汤《世医得效方》

【组成】半夏，枳实炒，陈皮，白茯苓，酸枣仁炒，大远志炒，北五味子，熟地黄炒，条参，甘草炙，生姜，大枣。

【功效】化痰宁心，益气养血。

【方歌】十味温胆苓枳参，陈皮草味地枣仁；益气化痰夏姜枣，远志宁心可安神。

趣味记忆 实为温丹瞎讲，陈玲十人大草地找植物。

解释：十味温胆（汤） （半）夏 （生）姜，陈（皮） （白茯）苓 （枳）实 人（参） 大（枣） （甘）草 （熟）地（黄） （酸）枣（仁） （远）志 五（味子）。"温丹""陈玲"可联想为人名。

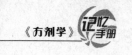

第二节 清热化痰剂

清气化痰丸《医方考》

【组成】胆南星^君，瓜蒌仁^臣，黄芩_炒^臣，制半夏^臣，杏仁^佐，陈皮^佐，枳实_炒^佐，茯苓^佐，姜汁^佐。

【功效】清热化痰，理气止咳。

【方歌】清气化痰星夏陈，杏仁枳实瓜蒌实；芩苓姜汁糊为丸，气顺火消痰自失。

趣味记忆 亲戚娄星令陈芩食（用）夏杏。

解释： 清气（化痰丸）（瓜）蒌（胆南）星（茯）苓 陈（皮）（黄）芩（枳）实（半）夏 杏（仁）。

方剂特点 苦寒与辛燥合法，清化佐以行降，气顺火清痰消；健脾渗湿与肃降肺气相配，肺脾兼治。

【注意事项】本方为治疗痰热咳嗽之常用方。寒痰及湿痰者，均不宜使用。

小陷胸汤《伤寒论》

【组成】瓜蒌实^君，黄连^臣，半夏^佐。

【功效】清热化痰，宽胸散结。

【方歌】小陷胸汤连夏蒌，宽胸散结涤痰稠；痰热内结痞满痛，苔黄脉滑此方求。

趣味记忆 小陷胸汤拌黄瓜。

解释： 小陷胸汤 半（夏） 黄（连） 瓜（蒌实）。

方剂特点 辛开苦降，润燥相得，消痰除痞。

【注意事项】本方为治疗痰热互结所致小结胸证之常用方。脾虚便溏者不宜使用。

【附方】

柴胡陷胸汤《重订通俗伤寒论》

【组成】柴胡，姜半夏，川黄连，苦桔梗，黄芩，瓜蒌仁，枳实，生姜汁。

【功效】和解清热，涤痰宽胸。

【方歌】柴胡陷胸半夏连，桔梗芩蒌枳姜研；寒热往来胁痞满，痰热结胸此方煎。

趣味记忆 半夏将至喽，蔡虎仙兄届时勤练。

解释： 半夏 （生）姜汁 （瓜）蒌（仁），柴胡陷胸（汤） 桔（梗）（枳）实 （黄）芩 （黄）连。"蔡虎"可联想为人名。

滚痰丸（又名礞石滚痰丸）《玉机微义》

【组成】礞石煅君，大黄酒蒸臣，黄芩酒佐，沉香佐。

【功效】泻火逐痰。

【方歌】滚痰丸用礞石汤，大黄黄芩加沉香；百病多因痰作

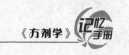

祟，顽痰怪证力能匡。

趣味记忆 礞石将军相亲。

解释： 礞石（滚痰丸） 将军 （沉）香 （黄）芩。"将军"
即大黄。

方剂特点 重坠攻下与苦寒清降合法，药简效宏。

【注意事项】本方为治疗痰热顽证之常用方。本方药力峻猛，
故中气不足、脾肾阳虚者及孕妇，均慎用。

第三节 润燥化痰剂

贝母瓜蒌散《医学心悟》

【组成】贝母君，瓜蒌臣，天花粉佐，茯苓佐，橘红佐，桔梗佐。

【功效】润肺清热，理气化痰。

【方歌】贝母瓜蒌散茯苓，橘红桔梗花粉增；咳嗽咽干痰难
咯，润燥化痰病自清。

趣味记忆 贝母挂楼，副局耕田。

解释： 贝母瓜蒌（散），茯（苓）橘（红）（桔）梗 天
（花粉）。"副局"可以联想为副局长。

趣味记忆 寒温并用，重用甘寒；清润宣化并施，主以清润；
肺脾同调。

【注意事项】本方为治疗燥痰证常用方。肺肾阴虚，虚火上炎

所致之咳嗽不宜使用。

第四节　温化寒痰剂

苓甘五味姜辛汤《金匮要略》

【组成】干姜（君），细辛（臣），茯苓（臣），五味子（佐），甘草（使）。

【功效】温肺化饮。

【方歌】苓甘五味姜辛汤，病属太阴里寒方；冲气不显胸满甚，温中逐饮祛寒凉。

趣味记忆 略。

方剂特点 温散兼酸收，开阖相济；肺脾同治，标本兼顾。

【注意事项】本方为治疗寒饮咳嗽之常用方。对于寒饮咳嗽兼有表证者不宜使用；痰热咳嗽者忌用。

> 【附方】
>
> ### 冷哮丸《张氏医通》
>
> 【组成】麻黄（泡），川乌，细辛，蜀椒，白矾，牙皂（炙），半夏曲，陈胆星，杏仁，甘草，紫菀茸，款冬花，姜汁，神曲末。
>
> 【功效】散寒涤痰。
>
> 【方歌】冷哮丸用矾三拗，川乌蜀椒辛牙皂；夏曲胆星菀

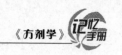

款冬，散寒涤痰制冷哮。

趣味记忆 冷笑山坳冬花白，神曲丹江半夏乌，洗心崖沼蜀椒紫。

解释：冷哮（丸） 三拗（汤） （款）冬花 白（矾），神曲 （陈）胆（星） 姜（汁） 半夏（曲） （川）乌，细辛 牙皂 蜀椒 紫（菀茸）。

三子养亲汤《韩氏医通》

【组成】白芥子，紫苏子，莱菔子。（临证根据痰壅、气逆、食滞三者轻重而酌定君药之量，余者减量为臣佐之属）

【功效】温肺化饮，降气消食。

【方歌】三子养亲祛痰方，芥苏莱菔共煎汤；大便实硬加熟蜜，冬寒更可加生姜。

趣味记忆 三子来借书。

解释：三子（养亲汤） 莱（菔子） （白）芥（子） （紫）苏（子）。

方剂特点 祛痰理气消食并施，为治标之剂。

【注意事项】本方为治疗痰壅气逆食滞证之常用方。热咳痰黄及气虚者，均不宜单独使用。

第五节　治风化痰剂

半夏白术天麻汤《医学心悟》

【组成】半夏^君，天麻^君，白术^臣，茯苓^臣，橘红^佐，生姜^使，大枣^使，甘草^使。

【功效】化痰息风，健脾祛湿。

【方歌】半夏白术天麻汤，橘红苓草枣生姜；眩晕头痛风痰盛，痰化风息复正常。

趣味记忆 半夏白术天麻领姜枣柑橘。

解释： 半夏白术天麻（汤）（茯）苓 （生）姜 （大）枣 甘（草） 橘（红）。

方剂特点 "二陈"治痰之法伍息风之品，风痰并治；肝脾并调，标本兼顾。

【注意事项】本方为治疗风痰上扰证之常用方。气血不足及阴虚阳亢所致之眩晕者，均忌用。

【附方】

半夏白术天麻汤《脾胃论》

【组成】黄柏，干姜，天麻，苍术，白茯苓，黄芪，泽泻，人参，白术，神曲_炒，半夏，大麦蘖，橘皮。

【功效】燥湿化痰，益气和胃。

【方歌】李氏半夏术麻汤，参芪橘柏及干姜；苓泽麦芽苍

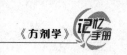

术曲，太阴痰厥用之良。

> **趣味记忆** 半夏白天，岐伯将另择巨人去卖唱。
>
> **解释：**半夏 白（术）天（麻汤），（黄）芪 （黄）柏 （干）姜 （白茯）苓 泽（泻）橘（皮）人（参）（神）曲 （大）麦（蘖） 苍（术）。

定痫丸《医学心悟》

【组成】竹沥君，胆南星制君，天麻臣，姜半夏炒臣，石菖蒲臣，远志臣，陈皮蒸，茯苓蒸，川贝母臣，全蝎佐，僵蚕炒佐，丹参佐，麦冬佐，辰砂水飞佐，琥珀研，茯神蒸佐，姜汁佐，甘草使。

【功效】涤痰息风，清热定痫。

【方歌】定痫丸主风痫病，天麻夏贝茯神苓；丹砂菖志姜竹沥，甘陈蚕蝎冬琥星。

> **趣味记忆** 定县夏天晨曦，男主深感惨淡，将远赴昌北卖虎鲨。
>
> **解释：**定痫（丸）（半）夏 天（麻）陈（皮）（全）蝎，（胆）南（星）竹（沥）（茯）神 甘（草）（僵）蚕 丹（参），姜（汁）远（志）茯（苓）（石）菖（蒲）（川）贝（母）麦（冬）琥（珀）（辰）砂。

> **方剂特点** 寒热并进，润燥得宜；清化与息风共施，醒神与镇惊并行。

【注意事项】本方为治疗痰热痫证之常用方。久病频发而正气虚弱者，不适宜单独使用，须加用补益正气之品。

『类方比较记忆』

二陈汤 - 温胆汤

相同点：均具有理气化痰之功，适用于痰证。均可见痰多，胸闷呕恶，脉滑等临证表现。

不同点：

二陈汤：君以半夏燥湿化痰、降逆止呕，臣以橘红理气化痰、芳香醒脾，君臣相配使气顺痰消；佐以茯苓健脾渗湿，生姜降逆止呕，乌梅收敛肺气；使以甘草调和诸药。全方长于燥湿化痰、理气和中。主要用于湿痰证。以咳嗽，呕恶，痰多色白易咳，舌苔白腻，脉滑为辨证要点。

温胆汤：温胆汤由二陈汤去乌梅、橘红，加竹茹、枳实、大枣、陈皮而成。竹茹清热化痰除烦，枳实降气消痰除痞，二者药性偏凉，善除痰热，全方功专理气化痰、清胆和胃。主要用于胆胃不和，痰热内扰证。以虚烦不眠，眩悸呕恶，苔白腻微黄，脉弦滑为辨证要点。

温胆汤 - 酸枣仁汤

相同点：均可用于虚烦不眠证。

不同点：

温胆汤：由二陈汤去乌梅、橘红，加竹茹、枳实、大枣、陈皮而成；竹茹清热化痰除烦，枳实降气消痰除痞，二者药性偏凉，善除痰热。全方重在理气化痰、清胆和胃，使痰热得清、胆胃得和，则虚烦自除。主要用于胆胃不和，痰热内扰之虚烦不眠。以虚烦不眠，眩悸呕恶，苔白腻微黄，脉弦滑为辨证要点。

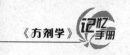

酸枣仁汤：重用酸枣仁养血补肝、宁心安神，辅以茯苓宁心安神，知母滋阴润燥。全方长于养血安神、清热除烦，使心肝得养，虚热得清，则虚烦可止。主要用于肝血不足，虚热内扰之虚烦不眠。以虚烦失眠，咽干口燥，舌红，脉弦细为辨证要点。

清气化痰丸 - 小陷胸汤

相同点： 均为清热化痰之剂，适用于痰热互结之证。均可见胸闷，咳痰黄稠，苔黄腻，脉滑数等临证表现。

不同点：

清气化痰丸： 君以胆南星清热豁痰，臣以瓜蒌、黄芩、半夏清肺热、化痰结，佐以理气降气之品，全方长于清热化痰、理气止咳。主要用于痰热咳嗽。以咯痰黄稠，胸膈痞闷，舌红苔黄腻，脉滑数为辨证要点。

小陷胸汤： 君以瓜蒌实清热涤痰、宽胸散结，臣以黄连泻热降火，佐以半夏祛痰降逆、开结消痞，全方功专清热化痰、宽胸散结。主要用于痰热互结之小结胸证；其主治病位局限，痰热在心下而不在肺，故止咳之力逊。以胸脘痞闷，按之则痛，舌红苔黄腻，脉滑数为辨证要点。

大陷胸汤 - 小陷胸汤

相同点： 均可用于热实结胸证。均可见心下痛，按之硬满等临证表现。

不同点：

大陷胸汤： 由大黄、芒硝、甘遂三药组成，具有泻热逐水破结之功，属于泻下剂。主要用于邪热内陷，水热互结于心下之大结胸证。病情较重，病势较急，病位较广，涉及胸腹，可从心下至少腹。以心下硬满而痛不可近，苔黄舌燥，脉沉为辨证要点。

小陷胸汤：由黄连、半夏、瓜蒌实三药组成，具有清热化痰、宽胸散结之功，属于祛痰剂。主要用于邪热内陷，痰热互结于心下之小结胸证。病情相对较轻，病势较缓，病位局限。以胸脘痞闷，按之则痛，舌红苔黄腻，脉滑数为辨证要点。

百合固金汤 - 贝母瓜蒌散 - 清燥救肺汤

相同点：均具有润肺止咳之功，适用于燥咳。均可见咳嗽痰少，咽干燥痛等临证表现。

不同点：

百合固金汤：君以生熟二地，臣以百合、麦冬、玄参，辅以化痰止咳之品，全方长于养阴润肺，兼能化痰止咳，属于滋润内燥剂。主要用于肺肾阴虚，虚火上炎之证。以咳嗽气喘，痰中带血，咽喉燥痛，舌红少苔，脉细数为辨证要点。

贝母瓜蒌散：君以贝母清热化痰润肺；臣以瓜蒌清热润燥涤痰，全方功专润肺祛痰，润燥与化痰兼顾，属于润燥化痰剂。主要用于燥热伤肺所致之燥痰证。以咳嗽痰少，咯痰不爽，咽喉干燥，苔白而干为辨证要点。

清燥救肺汤：由辛寒清热之桑叶、石膏及益气养阴之人参、甘草、阿胶、麦冬、胡麻仁等组成，全方重在清燥润肺、止咳平喘、兼以养阴益气，属于轻宣外燥剂。用于燥热偏重，气阴两伤之温燥重证。以身热，干咳无痰，气逆而喘，舌干少苔，脉虚大而数为辨证要点。

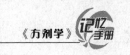

小青龙汤-苓甘五味姜辛汤

相同点： 均含细辛、干姜、五味子，具有温肺化饮之功，适用于寒饮内停证。均可见咳痰清稀色白，胸痞，舌苔白滑等临证表现。

不同点：

小青龙汤： 以麻黄、桂枝相须为君，功能温肺化饮，重在发汗解表。主要用于外感风寒，寒饮内停之喘咳。以恶寒发热，无汗，喘咳，痰多而稀，舌苔白滑，脉浮为辨证要点。

苓甘五味姜辛汤： 以干姜、细辛君臣相伍，温热与辛散合法，功专温肺化饮，但无解表之功。主要用于寒饮咳嗽。以咳嗽痰白清稀，舌苔白滑，脉弦滑为辨证要点。

半夏白术天麻汤-苓桂术甘汤

相同点： 皆含茯苓、白术、甘草，均具有健脾利水之功，适用于痰饮证。均可见胸膈痞满，眩晕，舌淡苔白，脉滑等临证表现。

不同点：

半夏白术天麻汤： 以半夏、天麻为君，燥湿化痰与平肝息风合法；白术、茯苓为臣，健脾祛湿以治生痰之源，全方重在化痰息风。主要用于风痰上扰所致之眩晕、头痛。以眩晕头痛，舌苔白腻，脉弦滑为辨证要点。

苓桂术甘汤： 以茯苓为君，健脾利水；桂枝为臣，温阳化气，全方专于温阳化饮。主要用于中阳不足之痰饮。以胸胁支满，目眩心悸，舌苔白滑为辨证要点。

第十八章 消　食　剂

概要口诀

消食导滞化积痞，攻补兼施两法宜；
健脾和胃顾正气，消食常需配理气。
权衡虚实辨轻重，消积扶正需顾及；
气血痰湿亦积痞，随证加减消法提。

第一节　消食化滞剂

保和丸《丹溪心法》

【组成】山楂**君**，神曲**臣**，莱菔子**臣**，半夏**佐**，陈皮**佐**，茯苓**佐**，连翘**佐**。

【功效】消食化滞，理气和胃。

【方歌】保和神曲与山楂，苓夏陈翘菔子加；曲糊为丸麦汤下，亦可方中用麦芽。

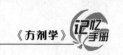

趣味记忆 俏皮神父下山来保和。

解释：（连）翘 （陈）皮 神（曲） 茯（苓）（半）
夏 山（楂） 莱（菔子） 保和（丸）。可以联想为：双方有不和
之事，俏皮的神父下山来（为双方）保和。

方剂特点 消食之中兼以行气理脾，以消为主，尤善消肉食
油腻之积。

【注意事项】本方为治疗食积轻证之常用方。服药期间，忌生
冷油腻不易消化食物，不宜同时服用滋补性中药。脾虚食滞者不
宜独用。

【附方】

大安丸 《丹溪心法》

【组成】山楂，神曲炒，莱菔子，半夏，陈皮，茯苓，连
翘，白术。

【功效】消食健脾。

【方歌】健脾消食大安丸，山楂陈皮半夏连；神曲茯苓莱
菔子，补脾益气白术兼。

趣味记忆 答案为珠宝盒。

解释：大安丸 （白）术 保和（丸）。

枳实导滞丸 《内外伤辨惑论》

【组成】大黄君，枳实炒臣，神曲炒臣，茯苓佐，黄芩佐，黄
连佐，泽泻佐，白术佐。

【功效】消食导滞，清热祛湿。

【方歌】枳实导滞首大黄，芩连曲术茯苓襄；泽泻蒸饼糊丸服，湿热积滞力能攘。

趣味记忆 指示到职将军勤练这支祝福曲。

解释： 枳实导滞（丸）　将军　（黄）芩　（黄）连　泽（泻）　枳（实）　（白）术　茯（苓）　（神）曲。"将军"即为大黄。

方剂特点 下消清利合法，以下助消，消中寓补，通因通用。

【注意事项】本方为治疗湿热食积证之常用方。本方宜饭后服用，不宜空腹服用。久病体虚者慎用；泄泻无积滞及孕妇，均不宜使用。

【附方】

木香导滞丸《幼科发挥》

【组成】大黄，枳实炒，厚朴炒，黄连，黄芩，黄柏，槟榔，木香，黑牵牛半生半炒。

【功效】行气导滞，清热祛湿。

【方歌】木香导滞小承气，黄连芩柏槟榔齐；行气祛湿又清热，攻下湿热消滞积。

趣味记忆 没想到只识四（个）黄埔兵。

解释： 木香导（滞丸）　枳实　四黄　（厚）朴　槟（榔）。"四黄"即大黄、黄连、黄芩和黄柏。可以联想为：没有想到只认识四个黄埔军校的兵。

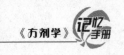

木香槟榔丸 《儒门事亲》

【组成】木香_君，槟榔_君，牵牛_臣，大黄_臣，香附_{炒佐}，莪术_{烧佐}，陈皮_佐，青皮_佐，黄连_{炒佐}，黄柏_佐。

【功效】行气导滞，攻积泄热。

【方歌】木香槟榔青陈皮，黄柏黄连莪术提；大黄黑丑兼香附，泻痢后重热滞宜。

趣味记忆 母想（买）槟榔，嘱陈青付钱（给）连大伯。

解释： 木香槟榔（丸），（莪）术 陈（皮）青（皮）（香）附 牵（牛）（黄）连 大（黄）（黄）柏。"陈青"可联想为人名。

方剂特点 行气与攻下、清热并用，以行气攻积为主，通因通用。

【注意事项】本方为治疗湿热积滞重证之常用方。本方行气破滞之力较强，故体虚者慎用；津亏大便燥结者不宜使用；孕妇忌用。

第二节 健脾消食剂

健脾丸 《证治准绳》

【组成】白术_{炒君}，白茯苓_君，人参_君，神曲_{炒臣}，麦芽_{炒臣}，

山楂^臣，木香^佐，陈皮^佐，砂仁^佐，黄连_炒^佐，山药^佐，肉豆蔻^佐，甘草^{佐使}。

【功效】健脾和胃，消食止泻。

【方歌】健脾参苓白术陈，肉蔻香连草砂仁；楂肉山药曲麦芽，消补兼施效如神。

趣味记忆　肩披陈纱，黄山四君想去卖豆渣。

解释：健脾（丸）陈（皮）　砂（仁），黄（连）　山（药）四君（子汤）（木）香（神）曲　麦（芽）（肉）豆（蔻）（山）楂。

方剂特点　消补兼施，补重于消，补而不滞；消中寓清，消不伤正。

【注意事项】本方为治疗脾虚食积证之常用方。本方多香燥之品，不宜久煎；食积实证、实热证和阴虚证，均不宜使用。

葛花解酲汤《内外伤辨惑论》

【组成】葛花^君，神曲_炒^臣，白豆蔻仁^佐，砂仁^佐，人参^佐，干姜^佐，白术^佐，青皮^佐，橘皮^佐，木香^佐，猪苓^佐，白茯苓^佐，泽泻^佐。

【功效】分消酒湿，理气健脾。

【方歌】葛花解酲香砂仁，二苓参术蔻青陈；神曲干姜兼泽

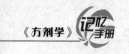

泻，温中利湿酒伤珍。

趣味记忆 葛花姐成傻人，清晨敢讲武玲去桂想叩神。

解释： 葛花解酲（汤）砂（仁）人（参），青（皮）陈（皮）干姜 五苓（散）去（掉）桂（枝）（木）香（白）蔻（仁）神（曲）。可以联想为：葛花姐成傻人，在清晨敢说名叫武玲的人去桂林为了叩拜神仙。

方剂特点 发汗与利水并行，分消酒湿；消食与健脾同用，邪正兼顾。

【注意事项】本方为治疗酒积之常用方。阳性体质者，伤酒后易热化，使用本方时宜去掉干姜、木香等辛燥之品，改用黄连、黄芩等苦寒之药。

『类方比较记忆』

保和丸－枳实导滞丸

相同点： 均具有消食化滞和胃之功，适用于食积停滞之实证。均可见脘腹胀满，纳差，便溏，舌苔厚腻等临证表现。

不同点：

保和丸： 以山楂为君，神曲、莱菔子为臣，可消一切饮食积滞，功专消食化滞以和胃，兼以行气理脾，属于作用平和之消导剂。主要用于食积轻证。以脘腹胀满，嗳腐吞酸，恶食呕逆，舌苔厚腻，脉滑为辨证要点。

枳实导滞丸： 以大黄为君，枳实、神曲为臣，下消与清利并用，重在攻下湿热积滞，兼以健脾燥湿，属于"通因通用"之法。

主要用于湿热食积证。以脘腹胀满，大便秘结或下痢泄泻，舌苔黄腻，脉沉有力为辨证要点。

健脾丸 - 参苓白术散

相同点： 均含人参、白术、茯苓、甘草、山药、砂仁等药，且以人参、白术、茯苓为君，皆具益气健脾、渗湿止泻之功，适用于脾虚夹湿证。均可见脘腹痞满，饮食不化，乏力，便溏，苔腻，脉弱等临证表现。

不同点：

健脾丸： 配伍山楂、神曲、麦芽、黄连等药，补气健脾之时兼具消食化滞、清热燥湿之功，全方消补兼施，补重于消。主要用于脾虚食积内停，生湿蕴热之证。以食少难消，脘腹痞闷，大便溏薄，倦怠乏力，苔腻微黄，脉虚弱为辨证要点。

参苓白术散： 配伍莲子、扁豆、薏苡仁、桔梗等药，功擅渗湿止泻，兼可保肺。要用于脾虚湿盛证，亦可用于肺脾气虚所致之痰湿咳嗽。以气短乏力，肠鸣泄泻，舌淡苔腻，脉虚缓为辨证要点。

枳实导滞丸 - 木香槟榔丸 - 枳实消痞丸

相同点： 均具有行气导滞清热之功，适用于湿热食积之脘腹胀满。

不同点：

枳实导滞丸： 以大黄为君，枳实、神曲为臣，佐以燥湿渗湿之品，下消与清利并用，重在攻下湿热积滞，兼以健脾燥湿；虽清利泻下，但仍有补正之机。主要用于湿热食积证。以脘腹胀满，

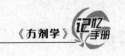

大便秘结或下痢泄泻，小便短赤，舌苔黄腻，脉沉有力为辨证要点。

木香槟榔丸：以木香、槟榔为君，大黄、黑丑为臣，功能行气导滞、攻积泻热，其攻破力强，且纯泄无补。主要用于湿热积滞之重证。以脘腹痞满胀痛，赤白痢疾，里急后重，舌苔黄腻，脉沉实为辨证要点。

枳实消痞丸：由枳术汤、半夏泻心汤、四君子汤三方加减而成，方中枳实、厚朴用量独重，且黄连用量大于干姜，消补同施，辛开苦降，重在行气消痞，兼以健脾和胃。主要用于脾虚气滞，寒热互结证。以心下痞满，食少倦怠，舌苔腻而微黄为辨证要点。

第十九章　驱 虫 剂

概要口诀

驱虫须知虫类样，有毒之品掌握量；

驱虫方药宜空腹，服用忌食油腻物；

攻伐之品易伤脾，年老体弱孕不宜。

乌梅丸《伤寒论》

【组成】乌梅君，细辛臣，蜀椒炒臣，黄连臣，黄柏臣，人参佐，当归佐，附子炮佐，干姜佐，桂枝佐，炼蜜使。

【功效】温脏安蛔。

【方歌】乌梅丸用姜附辛，蜀椒桂枝归人参；黄连黄柏炼蜜丸，本寒标热病厥阴。

趣味记忆 五妹迷恋（的）富贵新疆人叫黄柏当。

解释：乌梅（丸）（炼）蜜（黄）连　附（子）桂（枝）（细）辛　（干）姜　人（参）（蜀）椒　黄柏　当（归）。

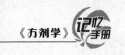

方剂特点 酸苦辛并投，蛔得酸则静，得辛则伏，得苦则下；寒热并用，以热为主；邪正兼顾，主以攻邪。

【注意事项】本方为治疗蛔厥证之代表方，另可治疗胃热肠寒、正气虚弱之久泻久痢。肾脏病患者及孕妇，均忌用；泻痢初起者慎用。

【附方】

连梅安蛔汤 《通俗伤寒论》

【组成】乌梅肉，胡黄连，生川柏，川椒_炒，白雷丸，槟榔_{磨汁冲}。

【功效】清热安蛔。

【方歌】连梅安蛔柏槟榔，加入蜀椒雷丸尝；蛔扰烦躁兼厥逆，肝胃实热服之良。

趣味记忆 不叫冰狼败类联袂安魂。

解释：（川）柏　（川）椒　槟榔　白雷（丸）（胡黄）连　（乌）梅　安蛔（汤）。

理中安蛔汤 《万病回春》

【组成】乌梅，人参，白术，茯苓，干姜_炒，花椒。

【功效】温中安蛔。

【方歌】理中安蛔理中汤，去草加椒乌梅帮。

趣味记忆 李忠安回（来），白领没人敢讲话。

解释：理中安蛔（汤），白（术）（茯）苓（乌）

梅　人（参）　干姜　花（椒）。

化虫丸 《太平惠民和剂局方》

【组成】铅粉_炒**君**，鹤虱**臣佐**，槟榔**臣佐**，苦楝根**臣佐**，白矾_枯**臣佐**。

【功效】杀肠中诸虫。

【方歌】化虫丸中用胡粉，鹤虱槟榔苦楝根；少加枯矾面糊丸，专治虫病未虚人。

趣味记忆 花丛白鹤，苦练千兵。

解释：化虫（丸）　白（矾）　鹤（虱），苦楝（根）　铅（粉）　槟（榔）。

方剂特点 主以有毒之品，集诸杀虫药于一体，效专力宏。

【注意事项】本方为治疗肠道诸虫之常用方，尤以蛔虫为佳。因本方药毒性较大，故不宜过量服用；药后须调理脾胃，扶助正气。年老体弱者慎用；孕妇忌用。

肥儿丸 《太平惠民和剂局方》

【组成】神曲_炒**君**，使君子**君**，黄连**臣**，麦芽_炒**臣**，槟榔**臣**，肉豆蔻_煨**佐**，木香**佐**，猪胆汁**佐**。

【功效】杀虫消积，健脾清热。

【方歌】肥儿丸内用使君，豆蔻香连曲麦槟；猪胆为丸热水下，虫疳食积一扫清。

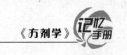

趣味记忆 肥儿石军去买香槟煮黄豆。

解释：肥儿（丸）使君（子）（神）曲 麦（芽）（木）香 槟（榔）猪（胆汁）黄（连）（肉）豆（蔻）。"石军"可联想为人名。

方剂特点 杀虫消食并举，清热行气并施，旨在健脾除疳。

【**注意事项**】本方为治疗小儿虫疳之常用方。宜空腹时服用，非虫积疳疾不宜。

『类方比较记忆』

乌梅丸－真人养脏汤
相同点：均具有温中补虚、酸收涩肠之功，适用于久泻久痢。
不同点：
乌梅丸：重用乌梅为君，酸辛苦并投，寒热同施，重在温脏安蛔，兼以清热燥湿。主要用于胃热肠寒，正虚邪实之蛔厥证，兼可治疗寒热错杂之久泻久痢。以腹痛时作，手足厥冷，得食即呕，胃热肠寒之久泻久痢为辨证要点。

真人养脏汤：重用罂粟壳为君，涩、温、补并用，重在涩肠止泻，兼以温补脾肾。主要用于脾肾虚寒，以脾虚为主的泻痢。以大便滑脱不禁，腹痛喜温喜按，食少神疲，舌淡苔白，脉迟细为辨证要点。

乌梅丸－大承气汤－四逆散－当归四逆汤－四逆汤－导痰汤（"厥"证鉴别）
相同点：均可治疗"厥证"。临证均可见手足不温或厥冷。

不同点：

乌梅丸：重用味酸之乌梅配伍辛温之蜀椒、细辛等，功能温脏安蛔。主要用于肠寒胃热，蛔虫上扰，气机逆乱，阴阳之气不相顺接所致之蛔厥证。以腹痛时作，手足厥冷，常自吐蛔为辨证要点。

大承气汤：以泻下之大黄、芒硝配伍行气之厚朴、枳实，功能峻下热结。主要用于邪热积滞闭阻于内，阳盛格阴于外所致之热厥证。以数日不大便，脘腹胀满疼痛，苔黄厚而干，脉沉数有力为辨证要点。

四逆散：主以柴胡升阳气、疏肝郁，辅以芍药柔肝血、敛肝阴，枳实泻热结、解气郁，功能透邪解郁、疏肝理脾。主要用于外邪传经入里，阳气内郁，不达四末所致之厥证；后世常用于肝脾不和证。以手足不温，或胁肋、脘腹疼痛，脉弦为辨证要点。

当归四逆汤：主以桂枝、当归温经养血；辅以芍药、细辛、通草等，功能温经散寒、养血通脉。主要用于素体血虚，又经脉受寒，阳气被遏，不达四末所致之厥证。以手足厥寒，舌淡苔白，脉细欲绝为辨证要点。

四逆汤：以大辛大热之附子为君，配伍干姜助阳通脉，甘草补中缓急、调和为用，功能回阳破阴以救逆，迅达内外以祛寒，为回阳救逆第一剂。主要用于心肾阳衰，阳气不能温煦周身四末所致之寒厥证。以四肢厥逆，神衰欲寐，面色苍白，脉微细为辨证要点。

导痰汤：为燥湿化痰基础方二陈汤加胆南星、枳实化裁而成，具有燥湿化痰、行气开郁之功，寓"治痰先治气，气顺则痰消"

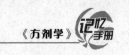

之意。主要用于痰盛而随气上逆,闭阻清窍所致之痰厥。以痰涎壅盛,肢体厥冷,头目眩晕,甚至昏厥,舌苔厚腻等为辨证要点。

化虫丸-肥儿丸

相同点:均具有杀虫之功。

不同点:

化虫丸:主以胡粉、鹤虱等有毒之品,重在驱杀诸虫。主要用于肠中诸虫。以腹痛时作时止,呕吐清水涎沫,或吐虫为辨证要点。

肥儿丸:以神曲、使君子为君,杀虫与消食并举,旨在健脾除疳。主要用于小儿虫疳。以面黄形瘦,肚腹胀大,口臭发热为辨证要点。

第二十章 涌吐剂

概要口诀

涌吐之剂意在吐，痰涎食积和毒物；

中风喉痹痰涎盛，痰厥食厥皆适应；

涌吐之剂性迅猛，老弱孕产谨慎行；

药后不吐探喉帮，吐后须将风寒防。

瓜蒂散《伤寒论》

【组成】瓜蒂^君，赤小豆^臣，淡豆豉^{佐使}。

【功效】涌吐痰涎宿食。

【方歌】瓜蒂散用赤豆研，豆豉煎汁送下安；痰涎宿食填上脘，逐邪宣壅服之先。

趣味记忆 瓜地吃豆。

解释：瓜蒂（散）（淡豆）豉 （赤小）豆。

方剂特点 酸苦相须，意在"涌泄"；快吐之中兼以顾护胃气。

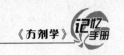

【注意事项】本方为涌吐法之代表方。本方瓜蒂苦寒有毒，催吐力峻，易伤胃气，体虚者慎用；宜从小剂量开始，不吐则逐渐加量，中病即止；若宿食已离胃入肠，或痰涎不在胸膈者，均忌用。

【附方】

三圣散《儒门事亲》

【组成】瓜蒂炒，藜芦，防风，齑汁。

【功效】涌吐风痰。

【方歌】三圣散中有藜芦，瓜蒂防风齑汁入；胸中浊痰尽可祛，食物中毒能吐出。

趣味记忆 散剩齑汁，放地里。

解释：三圣（散） 齑汁，防（风） （瓜）蒂 藜（芦）。

救急稀涎散《经史证类备急本草》引《孙尚药方》

【组成】白矾君，皂角臣。

【功效】开关涌吐。

【方歌】稀涎皂角与白矾，急救可祛膈上痰；中风昏迷属闭证，功能开窍又通关。

趣味记忆 救急烦躁。

解释：救急（稀涎散） （白）矾 皂（角）。

方剂特点 酸苦辛咸相须，稀痰催吐，通关开窍。

【注意事项】本方为治疗中风闭证及喉痹之代表方。本方用量宜轻，以痰出适量为度，不可令大吐。中风脱证者忌用。

盐汤探吐方《金匮要略》

【组成】盐🔵，水🔵。

【功效】涌吐宿食。

【方歌】盐汤探吐金匮方，干霍乱证宜急尝；宿食停脘气机阻，运用及时效更良。

趣味记忆　盐汤（用）盐水。

解释：盐汤（探吐方）　盐　水。

方剂特点　独取咸味涌吐之法。

【注意事项】本方为治疗宿食停滞上脘及干霍乱之代表方。服方后用洁净棉签或手指等物探喉助吐，以吐尽宿食为度。

『类方比较记忆』

瓜蒂散－救急稀涎散－盐汤探吐方

相同点：均具有涌吐之功效，同属于涌吐剂。

不同点：

瓜蒂散：由瓜蒂、赤小豆、淡豆豉组成，长于涌吐痰食。主要用于痰涎、宿食壅滞胸脘证。以胸中痞硬，欲吐不出，气上冲咽喉不得息，或误食毒物仍在胃中为辨证要点。

救急稀涎散：由白矾、皂角组成，长于通关开窍，且具稀涎

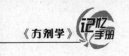
之功。主要用于痰涎壅盛，上蒙清窍之中风闭证及气道不利之喉痹。以痰涎壅盛，气闭不通，心神瞀闷，倒仆不省，脉滑实有力为辨证要点。

盐汤探吐方：独取浓盐汤，长于涌吐宿食。主要用于宿食停滞胃中，脾胃气机升降受阻证。以脘腹胀痛，欲吐不得吐，欲泻不得泻为辨证要点。

第二十一章　治痈疡剂

概要口诀

痈疡剂治痈疽疮，阴毒阳毒细思量；

外痈分时消托补，寒热虚实内痈属；

脓已成者促其溃，脓难溃者透品追；

后期余毒未尽时，勿用补法谨记之。

第一节　散结消痈剂

仙方活命饮《校注妇人良方》

【组成】金银花^君，当归尾^臣，赤芍^臣，乳香^臣，没药^臣，陈皮^臣，白芷^佐，防风^佐，贝母^佐，天花粉^佐，穿山甲_炙^佐，皂角刺_炒^佐，甘草^{佐使}，酒^{佐使}。

【功效】清热解毒，消肿溃坚，活血止痛。

【方歌】仙方活命金银花，防芷归陈草芍加；贝母天花兼乳

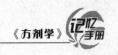

没，穿山皂刺酒煎佳；一切痈毒能溃散，溃后忌服用勿差。

趣味记忆 家母造房没花金银，陈甘归乡只要仙方活命。

解释：（穿山）甲 （贝）母 皂（角刺）防（风）没（药）（天）花（粉）金银（花），陈（皮）甘（草）（当）归（尾）（乳）香 （白）芷 （赤芍）药 仙方活命（饮）。"陈甘"可联想为人名。

方剂特点 清消并举，清解之中寓活血祛瘀之法，佐辛散透结之品消未成之脓，配通经溃坚之物溃已成之脓。

【注意事项】本方为"疮疡之圣药"，适用于疮疡肿毒初起。阴证疮疡忌用；疮疡已溃者不宜使用；脾胃虚寒及气血不足者，均慎用。

五味消毒饮《医宗金鉴》

【组成】金银花君，蒲公英臣，紫花地丁臣，野菊花佐，紫背天葵子佐，酒佐使。

【功效】清热解毒，消散疔疮。

【方歌】五味消毒疗诸疔，银花野菊蒲公英；紫花地丁天葵子，煎加酒服效非轻。

趣味记忆 五位笑菊英花天酒地。

解释：五味消（毒饮）（野）菊（花）（蒲公）英 （金银）花 （紫背）天（葵子）酒 （紫花）地（丁）。"菊英"可联想为人名。

方剂特点 独取苦寒清热解毒之品，同类相须。

【注意事项】本方为治疗火热疔毒之常用方。本方药性苦寒，脾胃虚弱者慎用；阴证疮疡肿痛者忌用。

四妙勇安汤《验方新编》

【组成】金银花（君），玄参（臣），当归（臣），甘草（佐使）。

【功效】清热解毒，活血止痛。

【方歌】四妙勇安金银花，玄参甘草当归加；清热解毒兼活血，热毒脱疽效堪夸。

趣味记忆 寺庙永安身，金银当草。

解释： 四妙勇安（汤）（玄）参，金银（花） 当（归）（甘）草。

方剂特点 清解与养血合法，气血兼顾；凉血与活血同用，凉而不遏。

【注意事项】本方为治疗热毒脱疽之代表方。需大剂量服用，方可取效，"连服十剂，药味不可减少，减则不效"。虚寒脱疽者忌用；脾胃虚弱者慎用。

犀黄丸《外科证治全生集》

【组成】犀牛黄（君），麝香（臣），乳香（佐），没药（佐），黄米饭（佐使），陈酒（佐使）。

【功效】活血行瘀，解毒消痈。

【方歌】犀黄丸内用麝香，乳香没药与牛黄；乳岩横痃或瘰

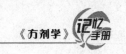

疬，正气未虚均可尝。

趣味记忆 犀黄药酒入饭香。

解释：犀黄（丸）（没）药（陈）酒 乳（香）（黄米）饭 （麝）香。

方剂特点 清消并用，瘀毒兼散。

【注意事项】本方为治疗内外痈疽肿毒之代表方。患生上部，临卧时服；患生下部，空腹时服。本丸易损胃气，不宜久服；孕妇忌用。

牛蒡解肌汤《疡科心得集》

【组成】牛蒡子君，薄荷臣，荆芥臣，连翘臣，夏枯草佐，山栀子佐，丹皮佐，玄参佐，石斛佐。

【功效】疏风清热，凉血消肿。

【方歌】牛蒡解肌薄荆翘，丹栀玄斛夏枯草；疏风清热散痈肿，牙痛颈毒皆可消。

趣味记忆 牛傍单薄桥，狮山选枯井。

解释：牛蒡（解肌汤）丹（皮）薄（荷）（连）翘，石（斛）山（栀）玄（参）（夏）枯（草）荆（芥）。

方剂特点 辛苦甘寒并进，清消辛散同施，散中有清，清中有养，寓"火郁发之"之意。

【注意事项】本方为治疗风火热毒上攻所致痈疮之常用方。无肝火偏旺、阴津内伤者，玄参、石斛、夏枯草慎用。

阳和汤《外科证治全生集》

【组成】熟地🉂，鹿角胶🉂，肉桂🈺，炮姜炭🈺，白芥子炒🈷，麻黄🈷，甘草🈸。

【功效】温阳补血，散寒通滞。

【方歌】阳和汤法解寒凝，贴骨流注鹤膝风；熟地鹿胶姜炭桂，麻黄白芥甘草承。

趣味记忆 杨和妈借姜，炒熟鹿肉。

解释：阳和（汤）麻（黄）（白）芥（子）（炮）姜（炭），（甘）草熟（地）鹿（角胶）肉（桂）。

方剂特点 温阳与补血并用，辛散与温通同施，补中寓散，补而不滞；补虚扶正为主，散寒祛邪为辅，邪正兼顾。

【注意事项】本方为治疗阴疽之常用方。本方药性偏温，阴虚有热、阳疽或阴疽已溃破者，均不宜使用。

小金丹《外科证治全生集》

【组成】木鳖🉂，草乌🈺，麝香🈷，五灵脂🈷，地龙🈷，乳香🈷，没药🈷，白胶香🈷，当归身🈷，墨炭🈷，糯米粉🈸。

【功效】化痰除湿，祛瘀通络。

【方歌】小金专主治阴疽，鳖麝乌龙灵乳储；墨炭胶香归没药，阴疮流注乳癌除。

趣味记忆 小金教五弟，香草木炭米粉当入药。

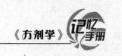

解释： 小金（丹）（白）胶（香）五（灵脂）地（龙），（麝）香 草（乌） 木（鳖）（墨）炭 （糯）米粉 当（归）乳（香）（没）药。

方剂特点 逐寒与通络并用，重在温通消散。

【注意事项】 本方适用于寒湿痰瘀凝结所致之阴疽诸证。本方中含五灵脂，故不可与参类同服；孕妇忌用。

海藻玉壶汤《外科正宗》

【组成】 海藻^君，昆布^君，海带^君，青皮^臣，陈皮^臣，当归^臣，川芎^臣，半夏^佐，贝母^佐，连翘^佐，甘草^{佐使}。

【功效】 化痰软坚，散结消瘿。

【方歌】 海藻玉壶带昆布，青陈归芎夏贝母；连翘独活甘草入，化痰散结瘿瘤除。

趣味记忆 陈兄背布袋找青草，归（来）巧拌海藻玉壶汤。

解释： 陈（皮）（川）芎 贝（母）（昆）布 （海）带 （海）藻 青（皮）（甘）草，当）归 （连）翘 半（夏）海藻玉壶汤。

方剂特点 化痰软坚之中寓行气活血之法；海藻配甘草，相反相成以激发药力。

【注意事项】 本方为治疗瘿瘤之常用方。服药期间，忌食厚味荤腥。

消瘰丸《医学心悟》

【组成】贝母^蒸^君，牡蛎^煅^臣，玄参^蒸^臣。

【功效】清热化痰，软坚散结。

【方歌】消瘰牡蛎贝玄参，消痰散结并养阴；肝肾阴亏痰火结，临时加减细斟酌。

趣味记忆 小罗选贝利。

解释：消瘰（丸） 玄（参） 贝（母）（牡）蛎。"贝利"可联想为球王贝利。

方剂特点 咸苦寒润合法，纳平肝于清化软坚之中，令阴复热除，痰化结散。

【注意事项】本方为治疗瘰疬、痰核、瘿瘤初起之常用方。孕妇忌服。

苇茎汤《古今录验方》

【组成】苇茎^君，瓜瓣^臣，薏苡仁^臣，桃仁^佐。

【功效】清肺化痰，逐瘀排脓。

【方歌】苇茎瓜仁苡桃仁，清肺化痰逐瘀能；热毒痰瘀致肺痈，脓成未成均能胜。

趣味记忆 （穿）冬衣，套围巾。

解释：冬（瓜瓣） 薏（苡仁），桃（仁） 苇茎（汤）。

方剂特点 药性平和，清上彻下，凉而不寒。

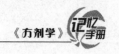

【注意事项】本方为治疗肺痈之常用方。后世多以冬瓜子替代瓜瓣，两者功用相近。本方中多滑利之品，并具活血祛瘀之功，故孕妇慎用。

【附方】

桔梗汤《伤寒论》

【组成】桔梗，甘草。

【功效】清热解毒，消肿排脓。

【方歌】略。

趣味记忆 姐更吵。

解释：桔梗（汤）（甘）草。

大黄牡丹汤《金匮要略》

【组成】大黄㊒，桃仁㊒，芒硝㊫，牡丹皮㊫，冬瓜子㊐。

【功效】泻热破瘀，散结消肿。

【方歌】大黄牡丹皮汤俏，桃仁冬瓜加芒硝；里实瘀血有痈肿，祛瘀活血肿能消。

趣味记忆 大黄牡丹销瓜桃。

解释：大黄牡丹（汤）（芒）硝（冬）瓜（子）桃（仁）。

方剂特点 "泻下""清利""散瘀"合法，主以泻下，以通为用。

【注意事项】本方为治疗湿热瘀滞所致肠痈初起之常用方。年老体衰及孕产妇，均慎用。

第二节 托里透脓剂

透脓散《外科正宗》

【组成】黄芪^君，当归^臣，川芎^臣，穿山甲_炒^佐，皂角刺^佐。

【功效】补气养血，托毒溃痈。

【方歌】透脓散治毒成脓，芪归山甲皂刺芎；程氏又加银蒡芷，更能速奏溃破功。

趣味记忆 偷弄山甲，赵兄气归。

解释：透脓（散）（穿）山甲，皂（角刺）（川）芎（黄）芪 （当）归。

方剂特点 重用甘温以扶正，寓消于补以托毒。

【注意事项】本方为治疗气血两虚，痈疮脓成难溃之常用方。本方临服用时，入酒一杯以助药力。肿疡初起或未成脓者，均忌用。

【附方】

透脓散《医学心悟》

【组成】黄芪，当归，川芎，穿山甲_炒，皂角刺，牛蒡子，金银花，白芷。

【功效】益气活血，溃痈解毒。

【方歌】参见前方"透脓散"。

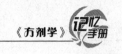

> **趣味记忆** 偷弄三家白金牛，赵兄气归。
>
> **解释：** 透脓（散）（穿）山甲　白（芷）　金（银花）牛（蒡子），皂（角刺）（川）芎　（黄）芪　（当）归。

第三节　补虚敛疮剂

内补黄芪汤《外科发挥》

【组成】黄芪炒君，人参君，肉桂臣，熟地臣，当归酒拌佐，川芎佐，麦门冬佐，白芍炒佐，远志炒佐，茯苓佐，生姜佐，大枣佐，甘草炒佐。

【功效】温补气血，生肌敛疮。

【方歌】内补黄芪四物汤，参苓麦草肉桂藏；再加远志并姜枣，生肌敛疮效力彰。

> **趣味记忆** 内部黄琪只卖四物，四君无助将早归。
>
> **解释：** 内补黄芪（汤）（远）志　麦（门冬）　四物（汤），四君（子汤）无（白）术　（生）姜　（大）枣　（肉）桂。"黄琪"可联想为人名；"无术"表示方中无白术。

> **方剂特点** 气血并补，少佐温通；脾肺同治，扶正生肌。

【注意事项】本方为治疗痈疽溃后经久不敛、气血两虚证之常用方。疮疡早期及成脓期热毒尚盛者，均忌用。

【附方】

保元大成汤《外科正宗》

【组成】人参，黄芪_炒，白术，茯苓，白芍，陈皮，归身，附子，山萸肉，五味子，木香，砂仁，煨姜，大枣，甘草_炙。

【功效】益气温阳，生肌敛疮。

【方歌】保元大成用四君，芪枣归芍山萸寻；姜附沉砂木香味，补虚敛疮疡难存。

趣味记忆 保元大臣想找五位人，四君子与蒋夫子齐归拜。

解释：保元大（成汤）陈（皮）（木）香 （大）枣 五味（子）（砂）仁，四君子（汤）萸（肉）（煨）姜 附子 （黄）芪 （当）归 白（芍）。

『类方比较记忆』

仙方活命饮 – 黄连解毒汤 – 五味消毒饮

相同点：均具有清热解毒之功，适用于热毒证。

不同点：

仙方活命饮：金银花配伍疏风活血、软坚散结之品，功能清热解毒、活血行气、散结消肿、透脓溃坚，属于治痈疡剂，为"疮疡之圣药，外科之首方"。主要用于阳证体表疮疡初起。以局部红肿焮痛，或身热凛寒，苔薄白或黄，脉数有力为辨证要点。

黄连解毒汤：由黄连、黄芩、黄柏、栀子组成，功能苦寒直折、泻火解毒，属于清热剂。主要用于三焦火毒热盛所致之吐血、

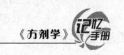

衄血、发斑、黄疸及外科疮疡疔毒等。以大热烦躁，口燥咽干，舌红苔黄，脉数有力为辨证要点。

五味消毒饮：由金银花、野菊花、蒲公英、紫花地丁、紫背天葵子组成，功能清热解毒、消散疔疮。主要用于火毒结聚之疔疮。以疔疮初起，疮形似粟，根深如钉，舌红苔黄，脉数为辨证要点。

五味消毒饮－四妙勇安汤

相同点：均具有清热解毒之功，适用于阳证疮疡。

不同点：

五味消毒饮：由金银花、野菊花、蒲公英、紫花地丁、紫背天葵子组成，独取苦寒之品，清热解毒之力强，且善消散疔毒。主要用于火毒结聚所致之疔疮。以疔疮初起，疮形似粟，根深如钉，舌红苔黄，脉数为辨证要点。

四妙勇安汤：由金银花、玄参、当归、甘草组成，功能清热解毒、活血止痛，兼以养血扶正，其清解之力弱于五味消毒饮，且需大剂连服取效。主要用于热毒炽盛所致之脱疽。以患肢暗红微肿灼热，疼痛剧烈，烦热口渴，舌红，脉数为辨证要点。

小金丹－犀黄丸

相同点：均具有活血祛瘀之功，适用于痈疽。

不同点：

小金丹：以性温之木鳖子为君，辛热之草乌为臣，君臣相须，散寒之力增强，全方重在温通消散，兼以化痰除湿、祛瘀通络。主要用于寒湿痰瘀凝于肌肉、筋骨间所致之阴疽诸证。以皮色不变，肿硬作痛为辨证要点。

犀黄丸：以性凉之犀黄为君，芳香辛窜之麝香为臣，佐以活血之乳香、没药，清消并用，全方重在清解消痈，兼以活血祛瘀、化痰散结。主要用于火郁痰凝、气滞血瘀所致之内外痈疽肿毒。以舌质红，脉滑数为辨证要点。

大黄牡丹汤－大承气汤－大陷胸汤

相同点：皆含大黄和芒硝，同属于寒下剂，均具有泻下热结之功。适用于里热积滞之实证。

不同点：

大黄牡丹汤：配伍清热利湿散瘀之桃仁、丹皮和冬瓜仁，功能泻热破瘀、散结消肿。主要用于湿热内蕴，气血凝聚所致之肠痈初期。以右少腹疼痛拒按，右足曲而不伸，舌苔薄黄而腻，脉滑数为辨证要点。

大承气汤：配伍行气之厚朴和枳实，功能峻下热结。主要用于阳明腑实证、热结旁流证、里实热证而见热厥、痉病、发狂者。以数日不大便，脘腹胀满疼痛，舌苔黄厚而干，脉沉数有力为辨证要点。

大陷胸汤：配伍逐水之甘遂，意在荡涤邪热水结。主要用于水热互结于胸腹证。以心下硬满而痛不可拒，舌燥苔黄，脉沉为辨证要点。

附　录

附录1　常见单药配伍意义荟萃

炙甘草

（1）麻黄汤：调和药性；甘缓麻、桂峻烈之性以防伤正。

（2）桂枝汤：调和药性；合桂枝、白芍以实卫益营。

（3）逍遥散：调和药性；益气和中，兼缓肝急。

（4）白虎汤：调和药性；益胃生津；甘缓石膏、知母苦寒之性。

（5）四逆汤：调和药性；益气补中；甘缓姜、附峻烈之性。

（6）小建中汤：调和药性；益气补中；缓急止痛；助饴桂化阴阳。

（7）当归四逆汤：调和药性；益气健脾。

（8）炙甘草汤：益气养心。

桂枝

（1）麻黄汤：温通营卫；解肌发表。

（2）小建中汤：温助脾阳，祛散虚寒。

（3）当归四逆汤：温经散寒通脉。

（4）黄芪桂枝五物汤：温经散寒通痹。

（5）肾气丸：温助肾阳，生发少火，鼓舞肾气。

（6）枳实薤白桂枝汤：通阳散寒；平冲降逆。

（7）桃核承气汤：温通血脉，助桃仁活血化瘀，防硝黄寒凉凝血。

（8）桂枝茯苓丸：温通血脉，以行瘀滞。

（9）五苓散：温阳化气利水；辛温发散解表；平冲降逆。

（10）苓桂术甘汤：温阳化气。

白芍

（1）小青龙汤：和营养血，敛阴护阴，防辛姜夏温燥太过。

（2）再造散：养血敛阴，合桂枝调和营卫，防桂附辛羌温燥太过。

（3）四逆散/逍遥散：敛阴养血，柔肝缓急止痛；兼制柴胡疏泄太过。

（4）痛泻要方：敛阴养血，柔肝缓急止痛。

（5）芍药汤：养血和营，缓急止痛。

（6）小建中汤：滋养营阴；柔肝缓急止痛；与桂枝配伍，调和营卫，燮理阴阳。

（7）大柴胡汤：缓急止痛，伍大黄治腹中实痛，合枳实除心下满痛。

（8）镇肝熄风汤/羚角钩藤汤：滋阴柔肝，潜阳息风。

（9）真武汤：通利小便；柔肝缓急止痛；养血敛阴柔筋；防止附子燥热伤阴。

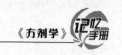

大枣

（1）十枣汤：益脾缓中，防逐水伤及脾胃；缓和药物毒性及峻烈之性；培土制水。

（2）小柴胡汤：合人参扶正以驱邪外出；益气以御邪内传；助中州气机升降。

（3）小建中汤：补脾益气。

（4）当归四逆汤：健脾养血；防桂、辛之燥烈太过。

（5）大柴胡汤：和中益气；与生姜相配，调脾胃，和营卫；调和诸药。

（6）甘麦大枣汤：和中益气，润燥缓急。

生姜

（1）桂枝汤：助桂枝温散表邪，兼和胃止呕；合大枣补脾和胃，以益营助卫。

（2）逍遥散：降逆和中；辛散达郁。

（3）小建中汤：温胃散寒。

（4）黄芪桂枝五物汤：合大枣调营卫；助桂枝散风寒。

（5）旋覆代赭汤：和胃降逆止呕；宣散水气祛痰；制约代赭石寒凉之性。

（6）真武汤：温阳散寒；宣散水气；和胃止呕。

大黄

（1）大承气汤 / 大柴胡汤：荡涤阳明热结。

（2）大黄附子汤 / 温脾汤 / 三物备急丸：荡涤肠胃冷积。

（3）凉膈散：通便泻火；以泻代清。

（4）芍药汤：合芩连以清热燥湿，合归芍以活血行气，且荡涤肠道湿热积滞。

（5）桃核承气汤：下瘀泻热。

（6）复元活血汤：酒制大黄，荡涤凝瘀败血，导瘀下行，推陈致新。

（7）大黄䗪虫丸：泻下攻积，活血祛瘀。

（8）十灰散：大黄烧炭存性，导热下行，折其火气上逆。

（9）茵陈蒿汤：泻热逐瘀，通利大便，令湿热瘀滞由大便而去。

（10）八正散：荡涤邪热，通利肠腑，令湿热由大便而解。

（11）枳实导滞丸 / 木香槟榔丸：攻积泻热，使食积湿热从大便而下。

（12）大黄牡丹汤：清泻肠中湿热，祛除肠中瘀血。

黄芪

（1）黄芪桂枝五物汤：益气固表。

（2）补中益气汤：补中益气，升阳固表。

（3）玉屏风散：补益脾肺之气，固表止汗。

（4）当归补血汤：益气固表，急固浮阳；补益脾肺，化生气血。

（5）归脾汤：益气健脾，补气生血，补气摄血。

（6）固冲汤：益气健脾，摄血。

（7）补阳还五汤：补气活血。

（8）防己黄芪汤：益气固表利水。

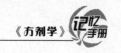

（9）透脓散：甘温益气，托疮生肌。

肉桂

（1）芍药汤：助归芍行血和营，制芩连苦寒之性。

（2）桂苓甘露散：助膀胱化气，令暑湿从小便而去；防方药寒凉太过。

（3）回阳救急汤：温壮肾阳，通利血脉。

（4）暖肝煎：温肾暖肝，祛寒止痛。

（5）右归丸：温壮肾阳。

（6）真人养脏汤：温肾暖脾，兼散阴寒。

（7）交泰丸：温壮肾阳，使肾水上承。

（8）苏子降气汤：温壮肾阳，纳气平喘。

（9）少腹逐瘀汤 / 独活寄生汤：温经散寒止痛，通行血脉。

（10）阳和汤：温阳散寒，温通血脉。

半夏

（1）小青龙汤：燥湿化痰，祛饮降浊。

（2）小柴胡汤：和胃降逆止呕。

（3）竹叶石膏汤：和胃降逆止呕，且有助于输转津液，使参、麦补而不滞。

（4）蒿芩清胆汤：燥湿化痰，降逆和胃。

（5）半夏泻心汤：散结除痞，和胃降逆止呕。

（6）温经汤：通降胃气，助通冲任及散瘀结。

（7）麦门冬汤：降逆和胃；开胃行津；祛痰除涎；防大量麦冬之滋腻壅滞。

柴胡

（1）败毒散：解肌发表。

（2）小柴胡汤：透泄少阳之邪气，疏泄气机之郁滞。

（3）四逆散：疏肝升阳，透邪解郁。

（4）逍遥散：疏肝解郁。

（5）普济消毒饮：疏风散热，郁而发之，并引药上行。

（6）龙胆泻肝汤：疏肝清热，引药入肝胆经。

（7）补中益气汤：升阳举陷，引药上行。

桔梗

（1）黄龙汤：开宣肺气而通肠腑，与大承气汤相伍，寓"欲降先升"之妙。

（2）普济消毒饮：清利咽喉，载药上行。

（3）参苓白术散：宣利肺气，通调水道；载药上行，与诸补脾药合用，寓"培土生金"之意。

（4）血府逐瘀汤：合枳壳，升降相因，宽胸行气；载药上行。

（5）藿香正气散：宣肺利膈，益解表，助化湿。

升麻

（1）济川煎：升举清阳以助降浊。

（2）普济消毒饮：疏散风热，郁而发之；引药上行。

（3）清胃散：升散透发，宣达郁遏之火；清热解毒。

（4）补中益气汤：升阳举陷。

白术

（1）痛泻要方：健脾燥湿以培土。

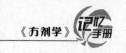

（2）玉屏风散：健脾益气，固表止汗。

（3）五苓散：补气健脾以运化水湿。

（4）完带汤：健脾祛湿以止带。

人参

（1）败毒散：扶正祛邪，助正气以鼓邪外出，并防邪复入；令全方散中有补，不致耗伤真元。

（2）小柴胡汤：扶正以驱邪外出；益气以御邪内传；助中州气机升降。

（3）四君子汤 / 枳实消痞丸 / 旋覆代赭汤 / 橘皮竹茹汤 / 丁香柿蒂汤：补益脾胃之气。

（4）四磨汤：益气扶正，使开郁行气而不伤正。

薄荷

（1）银翘散：辛凉解表，解毒利咽。

（2）逍遥散：疏散肝经郁气，兼透达肝经郁热。

（3）川芎茶调散：疏风止痛，清利头目。

（4）养阴清肺汤：辛凉宣散利咽。

木香

（1）芍药汤：行气导滞，寓"调气则后重自除"之意。

（2）归脾汤：理气醒脾，使补而不滞。

（3）真人养脏汤：醒脾导滞，行气止痛，使补而不滞。

川芎

（1）酸枣仁汤：调肝血，疏肝气。

（2）川芎茶调散：祛风活血止痛，为"诸经头痛之要药"。

附录 2　体现中医经典理论的方剂荟萃

经典理论	方剂
培土生金	泻白散、参苓白术散、麦门冬汤、清燥救肺汤、六君子汤、玉屏风散、人参蛤蚧散、琼玉膏
滋水涵木	一贯煎、镇肝熄风汤、杞菊地黄丸
金水相生	百合固金汤、玉女煎、琼玉膏
清金平木	羚角钩藤汤
壮水制火	六味地黄丸、大补阴丸
抑木扶土	完带汤、逍遥散、一贯煎、痛泻要方
补火暖土	右归丸、真人养脏汤；四神丸
益火补土	四神丸、真武汤
培土制水	实脾散、真武汤、十枣汤、琼玉膏
逆流挽舟	败毒散
增水行舟	增液汤、增液承气汤
壮水之主，以制阳光	六味地黄丸、大补阴丸
益火之源，以消阴翳	肾气丸
少火生气	肾气丸
阴中求阳	右归丸
阳中求阴	左归丸
苦寒直折	黄连解毒汤
透热转气	清营汤
前后分消	疏凿饮子、茵陈蒿汤、八正散
釜底抽薪，急下存阴	大承气汤
火郁发之	清胃散、普济消毒饮
以泻代清	凉膈散
辛开苦降	半夏泻心汤、枳实消痞丸、小陷胸汤
通因通用	大承气汤、芍药汤、枳实导滞丸、木香槟榔丸、桂枝茯苓丸
甘温除热	补中益气汤（代表方）、小建中汤（开先河）

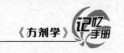

附录3　常用方剂药物用量比例荟萃

方剂名称	药物剂量比例
麻黄汤	麻黄：桂枝：炙甘草 =3：2：1
大青龙汤	麻黄：桂枝：炙甘草 =2：1：1
桂枝汤	桂枝：芍药 =1：1
小建中汤	桂枝：芍药 =1：2
小青龙汤	麻黄：桂枝：芍药 =1：1：1
麻黄杏仁石膏甘草汤	麻黄：石膏 =1：2
大承气汤	大黄：厚朴 =1：2
小承气汤	大黄：厚朴 =2：1
小柴胡汤	柴胡：黄芩 =8：3
四逆散	柴胡：芍药：枳实：甘草 =1：1：1：1
竹叶石膏汤	麦冬：半夏 =2：1
温经汤	麦冬：半夏 =2：1
麦门冬汤	麦门冬：半夏 =7：1
左金丸	黄连：吴茱萸 =6：1
当归六黄汤	黄芪：当归 =2：1
当归补血汤	黄芪：当归 =5：1
六一散	滑石：甘草 =6：1
吴茱萸汤	吴茱萸：生姜 =1：2
黄芪桂枝五物汤	黄芪：桂枝：生姜 =1：1：2
炙甘草汤	炙甘草：生地 =1：4
六味地黄丸	熟地：山药：山萸肉 =2：1：1
大补阴丸	熟地：龟板：黄柏：知母 =3：3：2：2
肾气丸	熟地：桂枝：附子 =8：1：1
交泰丸	黄连：肉桂 =10：1
枳术丸	枳实：白术 =1：2
旋覆代赭汤	旋覆花：代赭石：生姜 =3：1：5
补阳还五汤	黄芪：当归 =20：1
茵陈蒿汤	茵陈：大黄 =3：1
阳和汤	熟地：麻黄 =15：1

附录4 引经报使药歌

小肠膀胱属太阳，藁本羌活是本乡。

三焦胆与肝包络，少阳厥阴柴胡强。

太阳阳明并足胃，葛根白芷升麻当。

太阴肺脉中焦起，白芷升麻葱白乡。

脾经少与肺部异，升麻兼之白芍详。

少阴心经独活主，肾经独活加桂良。

通经用此药为使，岂能有病到膏肓。

附录5 十二经补泻温凉引经歌诀

心经

问君何药补心经，远志山药共麦冬，枣仁当归天竺黄，六味何来大有功。

玄参苦，黄连凉，木香贝母泻心强；凉心竹叶犀牛角，朱砂连翘并牛黄。

温心藿香石菖蒲；引用细辛独活汤。

肝经

滋补肝经枣仁巧，薏苡木瓜与贡胶；泻肝柴胡并白芍，青皮青黛不可少。

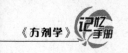

胡黄连，龙胆草，车前甘菊凉肝表；温肝木香吴萸桂；引用青皮川芎好。

脾经

补脾人参绵黄芪，扁豆白术共陈皮，莲子山药白茯苓，芡实苍术甘草宜。

泻脾药，用枳实，石膏大黄青皮奇。温脾官桂丁藿香，附子良姜胡椒粒。

滑石玄明凉脾药；白芍升麻引入脾。

肺经

补肺山药共麦冬，紫菀乌梅与参苓，阿胶百部五味子，绵州黄芪更参灵。

紫苏子，与防风，泽泻葶苈泻肺经，更有枳壳桑白皮，六味泻肺一般同。

温肺木香冬花寻，生姜乾姜白蔻仁；凉肺黄芩与贝母，人溺山栀沙玄参。

马兜铃，瓜蒌仁，桔梗天冬必去心；引用白芷与升麻，连须葱白用几根。

肾经

补肾山药甘枸杞，螵蛸龟板与牡蛎，杜仲锁阳巨胜子，山萸苁蓉共巴戟。

龙虎骨，怀牛膝，五味菟丝与芡实，再加一味怀熟地，共补肾经十八味。

泻肾不必多求方，知母泽泻两相当。温肾肉桂并附子，鹿茸故纸海沉香。

亦温肾，腽朒脐；凉肾知柏地骨皮，再加一味粉丹皮；引用
独活肉桂奇。

胃经

补胃需用苍白术，半夏扁豆绵黄芪，芡实莲肉共百合，山药
还加广陈皮。

泻胃火，亦如脾，再加一味南枳实，更添芒硝与大黄，多加
石膏泻更急。

温胃木丁与藿香，益智吴萸与良姜，香附白肉草豆蔻，厚朴
胡椒生干姜。

凉胃葛根条黄芩，滑石黄连玄花粉，知母连翘石膏斛，栀子
升麻竹茹寻。

十三味药凉胃火，白芷升麻引胃药。

胆经

补胆龙胆与木通，柴胡青皮泻胆经。

温用陈皮制半夏，更加生姜与川芎。

凉用竹茹与黄连，引用尽皆同肝经。

大肠经

问君大肠何药补？左旋牡蛎白龙骨，桔梗米壳诃子皮，山药
肉蔻并莲肉。

川大黄，南槟榔，枳壳石斛泻大肠，再加芒硝桃麻仁，葱白
三寸泻更强。

干姜肉桂吴茱萸，三者同时能温肠，引药尽皆同胃经；槐花

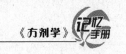

条芩凉大肠。

小肠经

小肠石斛牡蛎补；泻用木通共紫苏，连须葱白荔枝核，同为泻剂君知否。

小肠要求温，大小茴香乌药根；凉用黄芩天花粉；引用羌活与藁本。

膀胱经

橘核菖蒲补膀胱，益智续断龙骨良；泻用芒硝车前子，泽泻滑石石韦帮。

温用乌药并茴香；凉用黄柏生地黄，甘草梢，亦属凉；引用尽皆同小肠。

三焦经

滋补三焦用益智，更加甘草与黄芪；泻用栀子并泽泻；温用姜附颇有益。

原石膏，地骨皮，清凉三焦功效急。引入三焦不用别，药与肝胆无差异。

心包经

地黄一味补包络，泻用乌药并枳壳；温肉桂，凉栀子，柴芎青皮是引药。

附录6　引经药作用荟萃

引药上行：桔梗，为诸药舟楫，载之上浮，引经于肺系。

引药下行：川牛膝能引诸药下行；"诸花皆升，旋覆独降"，旋覆花为治疗呃逆上气的一味"引药下行"之品。

引药入病所：桑枝引诸药达臂与手指；羌活引诸药达上肢；独活引诸药达下肢。

头部常用引经药

部位	常用药物
后部（足太阳膀胱经）	羌活、蔓荆子、川芎
前额（足阳明胃经）	葛根、白芷、知母
两侧（足少阳胆经）	柴胡、黄芩、川芎
颠顶（足厥阴肝经）	吴茱萸、藁本、川芎
部位不定（头痛而重，属于太阴经者）	苍术
部位不定（头痛而咽喉干痛，属于少阴经者）	细辛

引火归元：肉桂温肾助阳，鼓舞气血之力，为引火归元之品。

引气归元：砂仁可"引气归元"（焦树德观点）。

引气上升：升麻、柴胡具有益气升提之功。

引血下行：川牛膝具有引血下行之功。

引邪外达：柴胡可开邪热内闭，使邪气从内达外。

引邪下行：川牛膝可引邪热下行。

参考文献

［1］李冀，连建伟.方剂学［M］.北京：中国中医药出版社，2016.

［2］邓中甲.方剂学［M］.北京：中国中医药出版社，2011.

［3］程国彭.医学心悟［M］.北京：人民卫生出版社，2006.

［4］汪昂.汤头歌诀［M］.北京：中国中医药出版社，2007.

［5］北京中医学院中药方剂教研组.汤头歌诀白话解［M］.北京：人民卫生出版社，1972.

［6］陈修园.长沙方歌括［M］.北京：中国中医药出版社，2016.

［7］何国樑.方剂学应试指南［M］.广州：广东科技出版社，1999.

［8］张永清.临床常用方剂歌诀［M］.北京：中国医药科技出版社，2013.

［9］程宝书，高润生，吕豪.新编汤头歌诀（修订版）［M］.哈尔滨：黑龙江科学技术出版社，1990.

［10］陈向荣.新编汤头歌诀500首［M］.北京：中国中医药出版社，2013.

［11］刘渡舟.新编伤寒论类方［M］.北京：人民卫生出版社，2013.

［12］段富津.方剂学［M］.上海：上海科学技术出版社，1995.

［13］王清任.医林改错［M］.北京：人民卫生出版社，2005.

［14］彭怀仁.中华名医方剂大全［M］.北京：金盾出版社，1990.